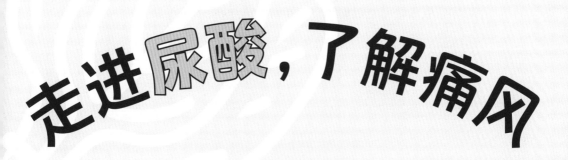

走进尿酸，了解痛风

茹晋丽◎主编

U0302499

科学技术文献出版社
SCIENTIFIC AND TECHNICAL DOCUMENTATION PRESS

·北京·

图书在版编目（CIP）数据

走进尿酸，了解痛风 / 茹晋丽主编. —北京：科学技术文献出版社，2024.6
ISBN 978-7-5235-1263-0

Ⅰ.①走… Ⅱ.①茹… Ⅲ.①痛风—防治 Ⅳ.① R589.7

中国国家版本馆 CIP 数据核字（2024）第 066452 号

走进尿酸，了解痛风

策划编辑：吴 微　　责任编辑：吴 微　　责任校对：王瑞瑞　　责任出版：张志平

出　版　者　科学技术文献出版社
地　　　址　北京市复兴路15号　邮编 100038
编　务　部　（010）58882938，58882087（传真）
发　行　部　（010）58882868，58882870（传真）
邮　购　部　（010）58882873
官 方 网 址　www.stdp.com.cn
发　行　者　科学技术文献出版社发行　全国各地新华书店经销
印　刷　者　北京地大彩印有限公司
版　　　次　2024年6月第1版　2024年6月第1次印刷
开　　　本　710×1000　1/16
字　　　数　123千
印　　　张　10
书　　　号　ISBN 978-7-5235-1263-0
定　　　价　66.00元

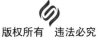

编委会

主　　编　茹晋丽

副 主 编　平鹏娜　韩丽琴

编　　者（按姓氏拼音排序）

姜　攀　颉晓香　雷慧敏　李旭旭

刘梦姣　刘泽宇　宁　静　任鸿雁

张　烨　张锦秀

编委单位　山西医科大学第二医院 全科医学科

推荐序

随着人民生活水平的提高，高尿酸血症与痛风已成为威胁我国居民健康的重要疾病，并呈年轻化趋势，严重影响居民健康和生活质量。高尿酸血症和痛风不仅可导致关节炎、尿路结石、痛风石等病变，还可增加心脑血管疾病、糖尿病、慢性肾脏病等患病风险。提升高尿酸血症和痛风疾病的知晓率、治疗率和控制率，对改善我国居民健康状况具有重要意义。

为提升高尿酸血症和痛风防治水平，政府和社会各界正在积极推进相关工作。一方面，通过加强高尿酸血症和痛风知识的宣传普及，提高公众对疾病的认知水平和重视程度；另一方面，通过加强医疗卫生服务体系建设，提升基层医疗机构对高尿酸血症和痛风的诊疗能力。

对高尿酸血症患者进行健康科普，不仅能提高高尿酸血症患者疾病相关知识的知晓率，对于患者的健康信念、健康行为、血尿酸控制情况、降低痛风的发病率等均有积极改善的作用，而且可以降低治疗费用，对于节约医疗成本、家庭及社会资源均有积极作用。

本书由全科领域专家领衔编写，聚焦高尿酸和痛风人群常见的健康问题，根据常见病种分类独立成篇，从高尿酸血症篇、痛风篇、儿童高尿酸血症篇、低尿酸血症篇、防治篇、护理篇 6 个方面介绍疾病相关知识及生活方式的指导，使读者可以充分了解疾病，树立健康观念，提高高尿酸血症患者的知晓率、治疗率、控制率及就诊率，从而改变居民不良的生活方式，全方位全周期保障人民健康，切实提高健康水平。

任菁菁

浙江大学医学院附属第一医院

前　言

痛风的流行病学研究显示，2017 年我国人群中高尿酸血症患病率为 13%，人数已达 1.8 亿，男性中高达 18.5%，明显高于女性，且发病呈年轻化趋势。痛风不仅致残率、致死率高，而且严重消耗医疗资源和社会资源，给家庭和社会造成沉重负担，已成为我国一个重要的公共卫生问题。高尿酸血症既是痛风发生最重要的生化基础和最直接的致病因素，又是代谢综合征的重要组成部分。高尿酸血症与心脑血管疾病、2 型糖尿病、血脂异常、胰岛素抵抗及肥胖症等慢性病的发生和发展有密切关系，可增加相应靶器官并发症发生的风险。2000 多年前，《黄帝内经》中提出"上医治未病"，这是医者追求的最高境界。如果在高尿酸血症出现症状之前，通过疾病科普宣教，改善人们的不良生活方式，就可以降低高尿酸血症相关疾病的发病率，尤其是可以极大地降低痛风患者的发病率，减少卫生资源的消耗，从而获得良好的社会效益和经济效益。

第四届海峡两岸医药卫生交流协会风湿免疫病学专业委员会痛风学组提出倡议，将每年的 4 月 20 日定为"全民关注痛风日"。之所以定为 4 月 20 日，是因为血尿酸的正常值是 420 μmol/L，高于 420 μmol/L 被诊断为高尿酸血症。"全民关注痛风日"旨在让全社会能更多地了解高尿酸血症和痛风带来的危害，对其进行早期预防和控制。可见普及高尿酸血症及相关知识，已经引起全社会的广泛关注。为进一步提高基层医疗机构对高尿酸血症及痛风的诊治能力，提高广大患者对高尿酸血症及痛风的知晓率、就诊率，改善患者的生活质量，推动患者的就医行为，山西医科大学第二医院全科医学科全体医师及研究生历经 1 年编写了《走进尿酸，了解痛风》一书。本书语言通俗易懂，具有很强的指导性和可操作性，衷心希望本书能成为广大基层医师及患者的良师益友。

由于编者水平有限，且时间紧张，书中难免存在一些不足和疏漏之处。敬请同行专家们提出宝贵意见，相互探讨，共同提高。

谨向编写本书的所有成员表示衷心的感谢！

茹晋丽
山西医科大学第二医院
全科医学科

目　录

>>> 护理篇 <<<

扫一扫，查看本书参考文献

高尿酸血症篇

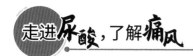

高尿酸血症的基础知识

1.嘌呤是什么？

嘌呤是一种有机化合物，存在于多数食物中，不同的食物含嘌呤的量不同，所以就有了高嘌呤食物、低嘌呤食物的说法。同时，嘌呤也是人体细胞核内DNA分解代谢的产物，在能量供应、代谢调节及组成辅酶等方面起着十分重要的作用。

2.尿酸和嘌呤有什么关系？

细胞分解代谢后的嘌呤可以最终转化成尿酸，是人体内尿酸的主要来源。尿酸中的80%源于体内老旧细胞的分解代谢，20%源于平时所吃的食物。

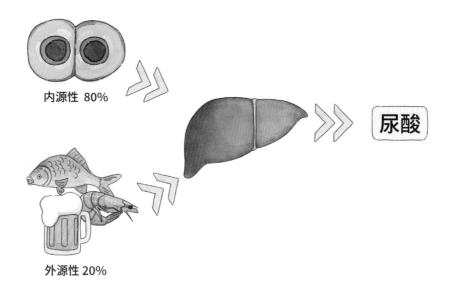

内源性 80%

尿酸

外源性 20%

3.尿酸在人体的代谢途径是怎样的?

尿酸是肝脏、肌肉及肠道嘌呤代谢的最终产物，是由黄嘌呤经黄嘌呤氧化酶催化生成的。2/3的尿酸经肾脏随尿液排出体外，另外1/3的尿酸通过粪便和汗液排出。因此，高尿酸血症的人群可以多饮水（每天＞2000 mL），通过增加排尿促进尿酸从肾脏的排出。

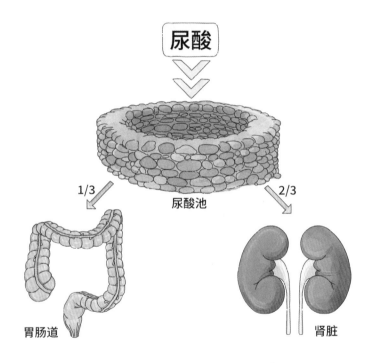

另外也有实验发现，在正常大鼠的十二指肠和回肠中尿酸含量最多，小肠液总尿酸量约为血液尿酸总量的2倍，提示肠道是尿酸分布的重要场所，在肾外尿酸排泄途径中占举足轻重的地位。一方面，血尿酸通过肠上皮细胞的尿酸转运蛋白从血液转运至肠腔排出体外；另一方面，肠道菌群也参与尿酸的分解与排泄。肠道菌群可通过分泌活性酶参与嘌呤及尿酸的分解代谢，亦可通过影响尿酸转运蛋白的数量、分布范围及转运尿酸效果来参与尿酸的排泄，提示我们调节肠道菌群也可以达到促进尿酸排泄的目的，但是目前还处于研究阶段。

4.什么是高尿酸血症？

《痛风及高尿酸血症基层诊疗指南（2019年）》中对高尿酸血症的诊断标准做了修改。成人高尿酸血症的定义是指，正常饮食状态下，无论男性还是女性，非同日2次空腹血尿酸在420 μmol/L以上。420 μmol/L是体温37 ℃时，血清中单钠尿酸盐（monosodium urate，MSU）的饱和溶解度。超出这个值，尿酸盐过饱和形成结晶。但是，仍有很多医院的诊断标准有性别区分，女性的高尿酸血症值低于男性，界定为360 μmol/L。高尿酸血症人群通常没有明显的不舒服症状，但有些患者可以在耳郭（又称耳廓）见到痛风石。部分患者会因为在体检时检测到血尿酸升高或者泌尿系统彩超发现输尿管结石和肾结石，或者在出现痛风、尿酸性肾病及其他相关疾病后就诊时发现。

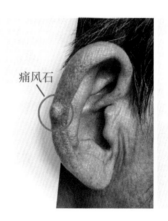
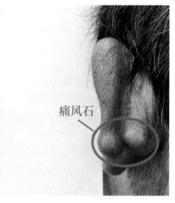

痛风石

痛风石

5.高尿酸血症患病率高不高？

随着人们生活水平的提高及生活方式的改变，高尿酸血症患病率明显增加。据统计，2017年我国高尿酸血症患者达1800万，较2015年提高了2倍。根据近期关于太原市某社区人群中高尿酸血症的研究发现，高尿酸血症的患病率为18.02%，其中男性患病率为29.51%，女性患病率为7.81%，青少年患病率高达15.04%。高发人群为中青年男性和绝经后女性，与以往调查数据相比年轻化趋势明显。高尿酸血症的发病相对隐匿，有肥胖、生活习惯不佳、疾病家族史的人群尤其需要警惕，要定期复查，早期发现，减少并发症的出现。

6.高尿酸血症的病因有哪些?

高尿酸血症按照病因的不同可分为原发性和继发性。

原发性高尿酸血症是指原因不明的血尿酸水平升高。临床上大部分高尿酸血症患者都属于这一类。其血尿酸升高的主要机制有：

（1）尿酸排泄减少（占90%）。其可能的原因包括：①肾小球滤过尿酸减少；②肾小管重吸收尿酸增加；③肾小管尿酸分泌减少。

（2）尿酸生成过多（占10%）。其可能的原因包括：促进尿酸生成过程中的一些酶的数量与活性增加和（或）抑制尿酸生成的一些酶的数量与活性降低。

有一部分患者可以是混合型，同时存在尿酸排泄减少和生成过多。

继发性高尿酸血症是指患者血尿酸升高通常有较为明确的病因。其血尿酸升高的主要机制有：

（1）尿酸排泄减少：①肾脏病变导致尿酸滤过减少或分泌减少；②利尿剂，特别是噻嗪类利尿剂（常用的降压药，如氢氯噻嗪等），其他药物，如阿司匹林、吡嗪酰胺、左旋多巴、乙胺丁醇、乙醇、维生素B_{12}、免疫抑制剂（环孢素、他克莫司、硫唑嘌呤）等，也可干扰肾脏对尿酸的重吸收；③体内的有机酸增加，如酮酸、乳酸，可竞争性抑制肾脏尿酸分泌。

（2）尿酸生成过多：多见于骨髓和淋巴增生性疾病（如急慢性白血病、红细胞增多症、多发性骨髓瘤、溶血性贫血、淋巴瘤）及多种实体肿瘤的化疗、放疗过程，由于大量的细胞破坏，可导致核酸代谢加速，尿酸产生过多，进而导致继发性高尿酸血症。

这部分患者一经明确服用了导致血尿酸升高的相关药物，则应找专业的医师调整治疗方案，避免应用此类药物，同时应每月监测尿酸水平，必要时加用降尿酸药物；如果合并血液系统疾病或恶性肿瘤、肾功能不全时，可予以水化、碱化尿液治疗，保证尿量，注意监测血尿酸，并寻求专业医师的帮助。

7.高尿酸血症有哪些危害？

高尿酸血症发病率的逐年升高，给整个社会和无数家庭带来了沉重的经济负担。高尿酸血症的危害不亚于传统的"三高"（高血压、高血脂、高血糖）。那么，高尿酸血症具体有哪些危害呢？

（1）对关节骨骼的危害：尿酸在血液中水平过高，超出自身溶解度后，以尿酸盐结晶的形式从血液中析出，沉积在关节、关节软骨、结缔组织等部位，形成痛风石、尿酸结石，脚趾、脚踝、膝关节等处出现急性的剧烈疼痛、红肿等症状，长此以往，严重时会导致关节破坏、变形，甚至不能行走、持物。

（2）对肾脏的危害：除关节外，高尿酸血症还会对肾脏造成一定的损害。尿酸盐晶体常常会在泌尿系统沉积，可引起急慢性尿酸性肾病和尿酸性肾结石，长期患有高尿酸血症的患者很可能发展为慢性肾损伤、肾脏形态异常、肾功能下降，甚至肾衰竭。患者的常见临床表现是夜尿增多、蛋白尿、血尿，严重时甚至会出现肾功能不全和尿毒症。

（3）对心脑血管的危害：血尿酸与心脑血管疾病密切相关。多项临床研究表明，患者的高血尿酸水平与高血压、冠心病、心力衰竭、脑卒中等心脑血管疾病的发病存在相关性，并且可作为评估心脑血管疾病预后的独立因素之一。长期的血液高尿酸状态会刺激血管壁，引起内皮功能障碍和炎症，促进斑块形成，从而导致动脉粥样硬化的发生。高尿酸血症也因此成为心绞痛、心肌梗死、脑卒中的重要致病因素。

高尿酸血症通常伴随"三高"一起出现，互相影响，互为因果。高尿酸血症会大大降低人体对葡萄糖的利用能力，影响胰岛素发挥正常作用，导致血糖上升。对于糖尿病患者，合并高尿酸血症更是雪上加霜，会显著促进各种糖尿病并发症的发生。

8.高尿酸血症就是痛风吗?

随着生活水平的提高，人们对高尿酸血症及痛风的认识越来越多，有人会认为发现高尿酸血症就是得了痛风，然而事实并非如此。高尿酸血症是痛风发作的重要因素，且血尿酸浓度与痛风发生有密切的关系。而痛风是高尿酸血症发展到一定阶段，累及关节、肾脏、心脑血管等重要脏器的一组综合征，主要表现为急性单关节的红、肿、热、痛，反复发作可以发展成为慢性痛风，可以多关节受累。血尿酸浓度越高，发生痛风的风险越大。然而痛风发作时，血尿酸不一定会高，有20%～30%的患者呈典型痛风发作的表现，而血尿酸水平并不高。分析可能的原因包括：①由于机体处于应激状态，分泌较多的肾上腺皮质激素，促进血尿酸排泄；②血清中尿酸聚集到发作关节局部，血尿酸暂时下降，反而在急性痛风发作过后，血尿酸恢复到比较高的水平；③因为急性痛风发作，会限制高嘌呤食物的摄入，饮水增多，也会暂时降低血尿酸。

9.高尿酸血症一定会发展成痛风吗?

大多数高尿酸血症患者处于无症状期，有10%～15%的人群会发展成为痛风。一般只有在出现急性关节炎、痛风石、痛风性肾病等临床表现时才诊断为痛风。从血尿酸升高到症状出现可以长达几年甚至几十年，部分患者甚至终身不出现症状，此阶段称为无症状高尿酸血症。此阶段最容易被患者忽视，误以为没有痛风发作就不予以重视。事实上，高血尿酸会对血管内皮产生损伤，促进粥样斑块的形成。痛风的发作与饮食习惯、运动习惯等密切相关，通过调整规律的生活方式，将血尿酸控制在理想范围之内，能够有效地防止痛风性关节炎的发作，减少痛风性肾病的产生，亦可对血压、血糖、血脂、心脑血管有很好的保护作用。

10.高尿酸血症可以通过单纯饮食控制吗？

严格的饮食控制仅可以减少源于食物的20%的尿酸，短时间内降低血尿酸的作用有限。这也是为什么有些人单纯饮食控制不能够使过高的尿酸降到正常范围的原因。这时就需要在专业医师的指导下，改变生活方式的同时进行口服降尿酸药物治疗。

 高尿酸血症的流行病学

1.高尿酸血症的发生有性别差异吗？

男性高尿酸血症的患病率较女性更高。有资料显示，男性与女性的高尿酸血症患病率之比约为2∶1。为何会如此"重男轻女"呢？形成此差异的主要原因，一方面是男性和女性激素水平分泌的不同，雄性激素可以促进尿酸重吸收、抑制尿酸排泄，而女性体内的雌激素可促进尿酸的排泄，亦可抑制关节炎的发作；另一方面是男性和女性生活方式的不同，使得该病好发于男性。男性喜食高动物蛋白、高嘌呤食物，如动物内脏、海鲜、肉汤，常吃火锅；男性喜饮酒，尤其是啤酒，啤酒在酿造过程中产生大量的嘌呤；男性饮酒时多伴食高嘌呤食物；如果男性缺乏锻炼、体重增加，也会增加其患高尿酸血症的风险。

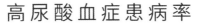

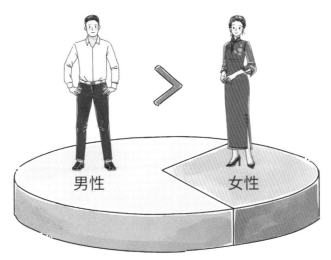

相较男性患者，女性患者普遍发病较晚，平均相差约8.5岁。而且，女性在绝经之后高尿酸血症患病率较高，这可能与绝经后卵巢功能减退导致雌激素分泌减少有关。加之现代女性饮酒、应酬增多，高嘌呤食物和酒精的摄入、运动量的减少，均可使高尿酸血症的患病率逐渐增加。

2.高尿酸血症的发生有年龄差异吗?

高尿酸血症多见于40岁以上的中老年人，患病率随年龄的增长而升高。随着人口老龄化及寿命延长，高尿酸血症已成为老年人的高发病。然而，随着近年来经济条件的改善，饮食结构的改变，高尿酸血症和痛风的发病有年轻化的趋势。一项针对美国12～18岁青少年进行的3次全国代表性调查发现，青少年高尿酸血症的患病率分别是12.1%、8.6%、10.9%，接近成年人高尿酸血症的患病率。中国大陆受地域和种族的影响，不同地区的患病率差别很大。例如，对云南省红河哈尼族彝族自治州和江苏省溧阳市分别选取的5～18岁儿童和青少年人群进行无症状高尿酸血症的患病率研究，结果分别为26.8%和10.2%。而在山东省威海市10所中小学的1759名学生（7～16岁）的抽样调查中，发现高尿酸血症患病率高达45.40%。青少年高尿酸血症应该引起家长、医务人员乃至整个社会的重视。

3.高尿酸血症的发生有种族差异吗？

高尿酸血症的发病有种族差异，如藏族人群的发病率明显高于其他民族，而且随着人群居住海拔高度的增加呈升高趋势。这可能与高原缺氧及当地人群的膳食结构、生活习惯有关。高原缺氧使红细胞增多，内源性嘌呤增多，导致尿酸水平升高。此外，缺氧使血液中的乳酸增多，抑制尿酸排泄，促使尿酸在组织中沉积。高原地区寒冷、感染、体力负荷过重、剧烈运动等因素会加重缺氧，机体应激反应增强，儿茶酚胺、抗利尿激素等分泌增多，肾素-血管紧张素-醛固酮系统活动增强，引起水钠潴留，同时也促进尿酸重吸收，减少尿酸排泄，从而促进高尿酸血症的发生。黑种人高尿酸血症患病率高于白种人，欧美国家明显高于其他国家。高尿酸血症在20世纪50年代以前发病率极低，在亚洲地区是一种罕见疾病。但近20年来，高尿酸血症的患病率在亚洲地区呈现逐年升高的趋势。

4.高尿酸血症的发生有地域差异吗？

高尿酸血症的患病率在我国不同地区也有较大的差别，城市高于农村，发达城市高于不发达城市。通过对我国的相关资料进行分析发现，高尿酸血症与痛风发病率较高的地区主要集中在我国南方地区和沿海地区，可能与这些地区居民生活条件较优越，经常食用海产品等高嘌呤食物有一定的关系。

5.高尿酸血症的发生有季节差异吗？

无症状期的高尿酸血症无法判断其发病的季节差异。而进展到痛风性关节炎期，则具有季节性发病倾向，主要与气温、气压和湿度这3项指标有关，其中气温变化为主要原因。在冬季和夏季痛风的发病率明显较高。冬季气温比较低，新陈代谢减慢，尿酸盐结晶更容易沉积，冬季也相对缺乏运动，寒冷时人们更容易饮酒取暖或者吃一些高嘌呤的食物，如火锅等。在夏季，人们吃烧烤、海鲜、动物内脏且喝啤酒较多，高嘌呤食物的摄入容易引起痛风的急性发作。

6.高尿酸血症会遗传吗？

高尿酸血症虽然不是一种遗传性疾病，但是有明显的遗传倾向。有研究提示，高尿酸血症的发生涉及多种遗传因素与多种环境因素，遗传风险高达42%。

国内外多数研究认为，痛风有家族聚集现象，且发病年龄越小，有家族史的比例越高。约20%的痛风患者家族史阳性，尿酸水平的遗传概率高达40%～70%。同卵双胞胎前瞻性研究的结果显示，原发性痛风60%与遗传因素有关，40%与环境因素有关。但遗传模式和易感基因尚不明确。

7.哪些人容易患高尿酸血症？

（1）性别、年龄因素：男性高尿酸血症的发病率较女性高；多见于40岁以上的中老年人；女性在绝经之后高尿酸血症患病率较高，这与卵巢功能变化及性激素分泌的改变有一定关系。不过，由于经济条件的改善，饮食结构的改变，近年来高尿酸血症的发展有年轻化的趋势。

（2）居住区域因素：居住在沿海地区或海拔高度较高的地区，高尿酸血症的发病率较高，与这类地区居民经常食用海产品、高蛋白食品及高原的缺氧环境有关。

（3）家族史：家族中有人患有高尿酸血症或痛风者需高度重视。

（4）基础疾病史：有高血压、糖尿病、高脂血症、心脑血管疾病等基础疾病病史者易患高尿酸血症。血尿酸水平高与高血压、冠心病、心力衰竭等心血管疾病的发病存在相关性，且可作为评估心血管疾病预后的独立危险因素之一。

（5）饮食因素：平素喜食动物内脏、海鲜、肉类、肉汤、火锅、油炸食物，爱吃甜食、烧烤、膨化食品，蔬菜水果摄入不足、不爱喝水，平时口味偏咸、偏辣、偏甜，暴饮暴食，均是高尿酸血症的危险因素。

（6）饮酒因素：经常饮酒者，尤其是啤酒，易患高尿酸血症。啤酒酿造过程中会产生大量的嘌呤，饮酒同时伴有高嘌呤食物摄入，易导致血尿酸水平升高。

（7）职业因素：平时应酬较多或生活压力较大的脑力劳动者，易患高尿酸血症。

（8）睡眠因素：睡眠差，甚至需药物助眠者。

（9）运动因素：很少进行体育运动者易患高尿酸血症。定期进行体育锻炼可以降低高尿酸血症的发病率。应鼓励高尿酸血症患者坚持体育锻炼，但应避免剧烈运动。剧烈运动可以使乳酸堆积，同时大量出汗，如果不及时补充水分，血容量下降，会引起尿酸排泄减少，导致高尿酸血症，甚至诱发痛风急性发作。

 ## 高尿酸血症的临床表现和检查

1.高尿酸血症有哪些临床表现？

单纯的高尿酸血症是无症状的，多数是体检或者血常规检查时查出血尿酸升高而发现的。但高尿酸血症一旦出现即可对血管内皮造成危害，因此即使没有出现典型的临床表现，也应引起重视。

（1）无症状高尿酸血症期：仅有波动性或持续性高尿酸血症，从血尿酸增高至症状出现的时间可长达数年至数十年，有些可终生不出现症状，为无症状高尿酸血症期。随着高尿酸血症持续存在，尿酸盐结晶也可以沉积在患者的耳廓、肾脏、关节及周围组织，但是没有出现明显的症状，称为无症状痛风石形成期。在此期间，随着患者年龄的增长，痛风的患病率增加，这与高尿酸血症的水平和持续时间有关。

（2）急性痛风性关节炎期（详见痛风篇痛风的临床表现）：多在午夜或清晨突然起病，关节剧痛，呈撕裂样、刀割样或咬噬样，难以忍受；数小时内出现受累关节的红、肿、热、痛和功能障碍；单侧第一跖趾关节最常见，其次为趾、踝、膝、腕、指、肘关节；发作常呈自限性，多于数天至2周自行缓解，受累关节局部皮肤脱屑和瘙痒；可伴高尿酸血症，但部分患者急性发作时血尿酸水平正常；关节液或皮下痛风石抽吸物中发现双折光的针形尿酸盐结晶是确诊本病的依据；常见的发病诱因有受寒、劳累、饮酒、高蛋白高嘌呤饮食、外伤、手术、感染等。

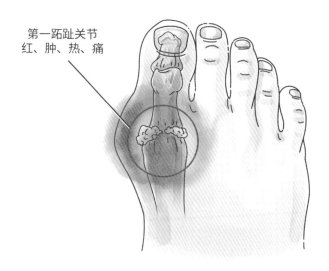

第一跖趾关节
红、肿、热、痛

（3）痛风石及慢性关节炎期：痛风石是痛风的特殊临床表现，典型部位在耳廓（无症状，需要体检发现），也常见于反复发作的关节周围，以及鹰嘴、跟腱、髌骨滑囊等处。外观为隆起的、大小不一的黄白色赘生物，表面菲薄，破溃后排出白色粉状或糊状物，经久不愈，但较少继发感染。关节内大量沉积的痛风石可造成关节骨质破坏、关节周围组织纤维化、继发退行性改变等，临床表现为持续的关节肿痛、压痛，畸形，关节功能障碍。

（4）肾脏受累：①痛风性肾病：起病隐匿，早期仅有间歇性蛋白尿，随着病情的发展而呈持续性，伴有肾浓缩功能受损时夜尿增多，晚期可发生肾功能不全，表现为水肿、高血压、血尿素氮和肌酐升高。少数患者表现为急性肾衰竭，出现少尿或无尿。②尿酸性肾结石：尿酸在尿液中以两种形式存在——尿酸和尿酸盐。尿酸盐的溶解度是尿酸的20倍。在pH为5的尿液中，以可溶性尿酸盐形式存在的尿酸低于20%。在pH为5.5的尿液中，一半的尿酸以离子形式的尿酸钠（可溶）存在，一半以非离子形式的游离尿酸（不溶）存在。尿液pH为6.5时，以可溶性的尿酸钠形式存在的尿酸多于90%。所以尿酸在酸性尿中是不溶的，而在碱性尿中是可溶的。人类的尿液是酸性的（因为代谢终产物是酸性的），由于尿液的低pH，加上尿酸的过饱和，容易形成尿酸结石。血尿酸超过420 μmol/L，则发生肾结石的风险增加。10%～40%的痛风患者在首次关节炎发作前有过一次或多次肾绞痛发作。文献报道20%的无症状高尿酸血症可出现单纯尿酸结石。美国尿酸性肾结石的患病率为8%～10%，我国为5.1%，仅次于草酸钙结石。尿酸性肾结石患者中50%会有痛风，如果有痛风，从第一次痛风发病开始，尿酸结石形成的概率为每年增加1%。尿酸结石呈泥沙样，常无症状，结石较大者可发生肾绞痛、血尿。当结石引起梗阻时导致肾积水、肾盂肾炎、肾积脓或肾周围炎，严重者可致急性肾衰竭。感染可加速结石的增长和肾实质的损害。

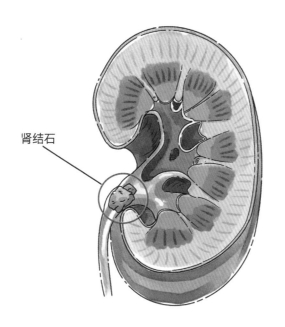

肾结石

（5）眼部病变：肥胖的痛风患者常反复发生睑缘炎，在眼睑皮下组织中出现痛风石。有的逐渐长大，破溃形成溃疡而使白色尿酸盐向外排出。部分患者可出现反复发作性结膜炎、角膜炎与巩膜炎。在急性关节炎发作时，可伴发虹膜睫状体炎。眼底视盘往往轻度充血，视网膜可发生渗出、水肿或渗出性视网膜剥离。

2.高尿酸血症的患者应该进行哪些实验室检查？

（1）血尿酸测定：血尿酸采用静脉血尿酸氧化酶法测定。日常饮食下，血尿酸浓度超过420 μmol/L即定义为高尿酸血症。血尿酸受饮食、运动和环境等影响比较大，所以存在较大波动，应反复监测。

（2）尿液尿酸测定：为了区别高尿酸血症的原因是尿酸生成增多还是尿酸排泄减少引起，可以测定尿酸排泄。每日尿液收集应在患者接受正常标准膳食（不包括酒精和已知将会影响尿酸代谢的药物）期间进行。正常限制嘌呤饮食5天后，每日尿酸排出量超过3.57 mmol（600 mg），可认为尿酸生成增多。

（3）肾功能：高尿酸血症患者出现肾损害时，胱抑素C、尿蛋白、尿微量白蛋白、肌酐和尿素氮等指标会出现不同程度的升高，对肾小球正常滤过功能造成影响。晚期可发生肾功能不全，蛋白尿增多，肌酐、尿素氮明显升高。

3.高尿酸血症的患者应该进行哪些辅助检查？

（1）滑囊炎或痛风石内容物检查：关节穿刺抽取关节液在偏振光显微镜下可见针形尿酸盐结晶。

（2）关节彩超：受累关节彩超显示"双轨征"，尿酸盐结晶沉积在透明软骨表面形成不规则强回声，与关节骨皮质的强回声形成平行线，在高频超声图像上呈现"双轨征"。与超声探头角度无关，如在改变超声探头角度后"双轨征"消失，则为假阳性。也可出现"暴雪征"，为关节腔内点状强回声及强回声团伴声影。

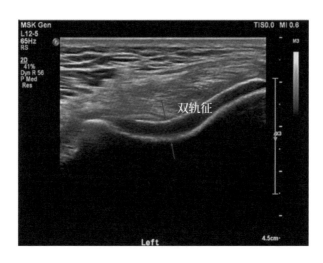

（3）X线检查：急性关节炎期可见非特征性软组织肿胀；慢性期或反复发作后可见软骨缘破坏，关节面不规则，特征性改变为穿凿样、虫噬样圆形或弧形的骨质透亮缺损。纯尿酸结石X线片不显影，若与钙形成复合结石时，则X线片可见。

（4）计算机体层成像（computed tomography，CT）与磁共振成像（magnetic resonance imaging，MRI）检查：CT扫描受累部位可见不均匀的斑点状高密度痛风石影像；MRI的T_1和T_2加权图像呈斑点状低信号。一般不需要做这两项检查即可确诊。

4.双能CT对高尿酸血症和痛风的意义

双能CT（dual energy CT，DECT）作为一项新兴的影像学诊断技术，是目前唯一能通过分析被扫描物质的化学成分来确定尿酸盐结晶的成像工具。痛风是单钠尿酸盐结晶沉积引起的晶体相关性关节炎。单源双能CT可以特异性地显示尿酸盐晶体的数目、位置、大小、形态特征，通过软件可以实现体积及浓度的定量。DECT具有较高的敏感性和特异性，其优点还包括直观性、可重复性和低辐射剂量。DECT对发病时间较长的患者具有较高的准确性，但对早期或非痛风石痛风患者敏感性不高。DECT必须联合血尿酸值才能诊断痛风。2015年美国风湿病学会（American College of Rheumatology，ACR）与欧洲抗风湿病联盟（European League Against Rheumatism，EULAR）联合推出的痛风分类标准中将DECT纳入评分标准。因此，DECT为高尿酸血症患者的尿酸盐结晶检出提供了简单有效的检查手段，可用于早期无症状高尿酸血症患者尿酸盐结晶的检测，为临床早期干预高尿酸血症及痛风提供了可视化影像学依据。

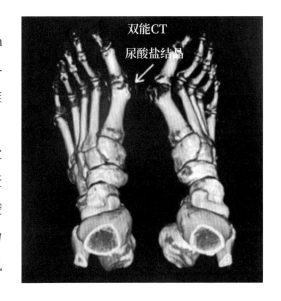

高尿酸血症与饮食

1.饮食与高尿酸血症有什么关系？

随着我国社会经济的快速发展，人们的饮食结构发生了改变，肉、鱼及其他海产品等食物摄入增多，酒精饮品的消耗增多，高尿酸血症的发病率明显升高。合理的膳食指导对于控制高尿酸血症及预防高尿酸血症向其他慢性疾病的转换至关重要。

因此，建议高尿酸血症患者及早接受合理膳食指导，宜摄入低嘌呤、低热量、低脂肪、低蛋白质的饮食，通过调整饮食结构，减少外源性嘌呤的摄入，使患者的血尿酸生成减少，改善高尿酸血症的改善。控制饮食中的总热量，控制体重，加强锻炼，增加蔬菜、水果和粗粮摄入量，适量摄入肉类，限制饮酒，尤其限制啤酒的饮用，限制海鲜类食物、动物内脏、肉汤的摄入。应加大宣传力度，普及预防高尿酸血症的知识，通过膳食控制降低人群的血尿酸水平，预防或减少高尿酸血症的发生。

2.不同食物的嘌呤含量究竟有多大区别？

食物嘌呤含量一览表

嘌呤含量	食物类别	食物清单
高嘌呤食物：嘌呤含量≥150 mg/100 g	动物内脏	肝、肾、脑、脾、肠、胰腺
	部分水产	带鱼、鲶鱼、鲢鱼、鲱鱼、沙丁鱼、凤尾鱼、鱿鱼、鲳鱼、秋刀鱼、牡蛎、蛤蜊、干贝、基围虾、三文鱼及小鱼干等
	部分汤	浓肉汤、浓鱼汤、浓海鲜汤、火锅汤
	其他	香菇、绿豆芽、黄豆芽、豆苗菜、酵母粉、鸡精、麦芽等

（续表）

嘌呤含量	食物类别	食物清单
中嘌呤食物：嘌呤含量50～150 mg/100 g	各种肉类及肉制品	猪肉、牛肉、羊肉、驴肉、鸡肉、鸭肉、兔肉、鸽子肉及火腿等
	部分鱼类及鱼类制品	金枪鱼、鲑鱼、鲈鱼、鳕鱼、鳝鱼、鲍鱼、鳗鱼、大比目鱼、刀鱼、鲤鱼、鲫鱼、草鱼、黑鲳鱼、红鲋及鱼翅、鱼子酱等
	甲壳类	螃蟹
	豆类及豆制品	红豆、黄豆、黑豆、绿豆及豆腐、豆腐干、熏豆干等
	其他	海带、金针菇、银耳、芝麻、腰果、花生等
低嘌呤食物：嘌呤含量≤50 mg/100 g	奶类	牛奶、酸奶
	蛋类	鸡蛋、鸭蛋
	蔬菜类	红薯、土豆、山药、芋头、冬瓜、南瓜、苦瓜、丝瓜、黄瓜、洋葱、番茄、西葫芦、萝卜、芹菜、青椒、莲藕、白菜、菠菜、生菜、茼蒿、西蓝花、茄子、辣椒、韭菜等
	水果类	樱桃、苹果、香蕉、西瓜、梨、葡萄、石榴、桃子、李子、杏、木瓜、橙子、橘子、柠檬、哈密瓜、红枣、猕猴桃、菠萝、蓝莓、草莓等
	部分干果类	核桃、龙眼干、瓜子、杏仁、栗子
	部分水产	海参、海蜇皮、鳖花鱼（俗称桂鱼）
	部分豆类及豆制品	豆浆
	部分谷类	高粱、小米、大米、小麦、燕麦、荞麦、薏米
	调味品类	蜂蜜、醋、果酱、番茄酱、味精、酱油等

3.高尿酸血症患者能吃肉吗？

高尿酸血症患者控制饮食的目的就是减少食物中嘌呤的含量，而富含嘌呤的食物大部分为动物性食物，如瘦肉类、动物内脏、肉汤，以及鱼子、小虾、鲥鱼等海鲜，过量食用可导致尿酸的生成。红肉、加工肉类的摄入不仅会促进尿酸的产生，过量的脂肪分解带来的酮类物质还会抑制肾脏排泄尿酸。脂肪含量较高的禽类及其他肉类属于高嘌呤食物，过量食用可以引起血尿酸的升高。因此，对高尿酸血症患者而言，控制饮食的主要目标应该是减少高嘌呤食物（如带壳海鲜、海鱼、动物内脏、浓肉汤等）的摄入，而其他种类的食物我们都可以适量地食用，只要合理控制，如每天肉类食物的食用量不超过100 g，就比较"安全"了。

俗话说"饭前一口汤，胜过良药方"，有些家庭会天天煲汤喝。但是，对高尿酸血症患者来说，不正确的煲汤和喝汤方式不但不能养生，反而会损害身体健康。这是为何呢？

我们进食的动物性食物，如鸡肉、鸭肉、猪肉、牛肉和羊肉，主要成分是肌肉纤维，而肌肉纤维除含蛋白质和水分以外，还有大量的细胞核。细胞核里面含有大量的嘌呤，在煲汤过程中，蛋白质这样的营养成分其实大部分还是留在了肉里面，而嘌呤则溶解在了汤里面。一小碗老火肉汤，可以说是一碗满满的嘌呤浓缩精华。喝下一碗老火汤的同时，就喝下了满满的"一碗嘌呤"。喝汤不吃肉的行为，虽然肉是少吃了，但汤里的嘌呤却没少吃，尿酸自然是降不下来的。所以，改变烹饪方式也可以有效避免嘌呤过高的问题，如改炒、炖为煮，大量的嘌呤溶于水中，只吃肉不喝汤即可。

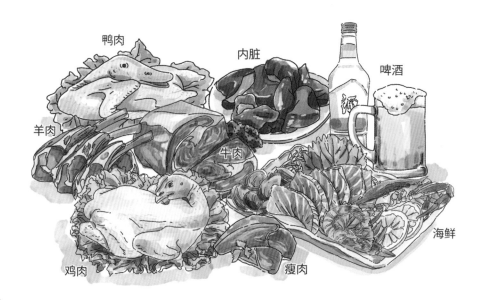

4.高尿酸血症患者能吃海鲜吗?

大部分水产品如淡水鱼、海水鱼、螃蟹、虾、牡蛎等,属于高嘌呤的食物,摄入过多会导致体内尿酸水平升高,建议高尿酸血症患者尽量避免食用。然而,2020年美国风湿病学会(ACR)《痛风管理指南》指出,部分海鲜(如海参、海蜇皮、桂鱼)的嘌呤含量并不太高。因此,痛风患者应当限制的是高嘌呤海鲜的摄入,并非所有海鲜,可根据海鲜的嘌呤含量,合理选择食用。

5.高尿酸血症患者能吃鸡蛋吗?

鸡蛋属于低嘌呤食物,《中国居民膳食指南(2022)》推荐,健康成人应每天食用25～50 g蛋类(即相当于1个鸡蛋),以保证膳食营养的充足摄入。鸡蛋清中的嘌呤含量约为3.7 mg/100 g,鸡蛋黄中嘌呤含量更低(约为2.6 mg/100 g),均属于低嘌呤食物。摄入鸡蛋不会导致尿酸升高。因此,高尿酸血症患者可在膳食均衡的前提下,放心地食用鸡蛋。只需注意烹调方法,选择水煮蛋、卤蛋、蒸蛋羹,少用煎炸等方式即可。鸡蛋含较高的蛋白质,且组成蛋白质的氨基酸种类和比例均接近人体,故其生物利用率高达94%。

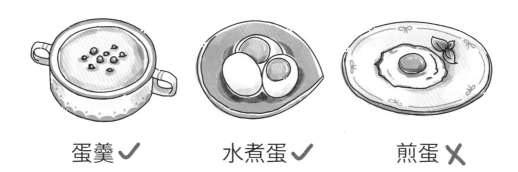

蛋羹✔   水煮蛋✔   煎蛋✗

此外，鸡蛋还含有丰富且易消化吸收的脂质、所有的B族维生素、脂溶性维生素（维生素A、维生素D、维生素E、维生素K）及丰富的矿物质，是老少皆宜的食物。鸡蛋含较高的蛋白质，且组成蛋白质的氨基酸种类和比例均接近人体，故其生物利用率高达94%。

6.高尿酸血症患者所有蔬菜都能吃吗?

新鲜蔬菜不仅可以补充丰富的维生素，还有助于碱化尿液和利尿，从而促进尿酸的排泄，并且大多数蔬菜属于低嘌呤食物，可以减少尿酸形成。有些富含嘌呤的蔬菜、豆类和菌类，如菠菜、青蚕豆、扁豆、鲜豌豆、蘑菇等，曾被认为应该少吃或不吃。但是有研究证明，这些植物性高嘌呤食物的摄入，实际上是增加了膳食纤维的摄入，反而可以抑制消化系统对嘌呤的吸收，显著降低血尿酸水平，从而减少高尿酸血症的发生。所以，这些富含嘌呤的蔬菜可以适量摄入，并不会增加患高尿酸血症的风险。

7.高尿酸血症患者能吃水果吗?

高尿酸血症患者应该选择性食用水果。水果和果汁被认为是果糖、纤维和抗氧化剂（如类胡萝卜素和维生素C）的来源。水果是碱性食物，其中含有大量人体所需的维生素，在体内代谢后产生偏碱性物质，可降低血液和尿液的酸度，并使尿液碱化，增加尿酸在尿液中的可溶性。同时，水果中的酶对尿液的碱化有非常大的帮助，也可以达到减少嘌呤物质产生和排泄尿酸的目的。水果多富含钾元素，钾可以促进肾脏对尿酸的排泄，减少尿酸的沉积，从而达到降低血尿酸水平的作用。水果中丰富的维生素，特别是维生素C，能促进体内尿酸盐的溶解，有利于尿酸水平的下降。

但是，大部分水果中都含有丰富的果糖，果糖能导致血尿酸水平升高。不过，并不是只要摄入水果就会增加高尿酸血症的风险。单个水果中的果糖含量相对较少，水果中其他营养物质（如纤维、维生素C等）的存在会减缓果糖的吸收或部分阻断果糖代谢效应、尿酸的形成，并抑制超氧化物的产生。此外，摄入大量水果的人会减少精制糖的摄入量，因此其总糖摄入量较低。

总的来说，应季的水果对于高尿酸血症和痛风的患者是有所帮助的。特别需要注意的是，在水果种类的选择上，可以选择性食用含果糖较少的水果，如椰子、提子、小青瓜等；不建议过多食用橙子、石榴等含果糖较多的水果。西瓜和冬瓜不但属于碱性食物，而且还具有明显的利尿作用，对高尿酸血症患者更为有利。

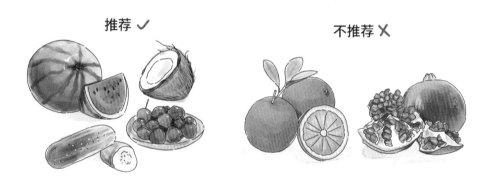

推荐 ✓ 不推荐 ✗

需要单独提及的一种水果是樱桃。有研究发现，增加樱桃的摄入会显著降低血尿酸水平，并减少痛风发作的次数。一方面，樱桃中富含维生素C，增加维生素C的摄入量可降低痛风的发作风险，维生素C可通过阴离子交换系统竞争性抑制肾脏近端小管的尿酸重吸收，从而促进尿酸的排泄，降低血尿酸水平；另一方面，可能是由于樱桃中含有一些具有抗炎作用的物质，有利于降低尿酸水平及减少痛风的发作。在一项研究中，18名健康成年人连续1个月每天食用280 g樱桃，血液中与炎症和免疫细胞活动相关的物质（C反应蛋白、一氧化氮等）水平显著降低，尿酸排泄增加，且血液中血尿酸水平下降。故而，樱桃不仅可以促进尿酸的排泄，还可以缓解由高尿酸引起的机体过氧化和炎症，可能具有治疗高尿酸血症的良好功效。

8.高尿酸血症患者需要限制盐的摄入吗？

高尿酸血症患者需要限制食盐的摄入。有研究发现，膳食中钠摄入越多血尿酸水平就越高，而膳食中的钠一般从食盐中获得。40%～50%的痛风患者合并高血压，同时痛风损伤肾脏可以导致高血压。如果食盐摄入过多，引起肾小动脉痉挛、硬化，会加重肾脏负担，同时加重高血压，高血压又可以损伤肾脏，导致尿酸排泄障碍，这是一个典型的恶性循环。钠离子摄入过多，尿酸和钠离子会生成尿酸单钠结晶，而沉积的尿酸盐结晶会诱导免疫细胞趋化，引发慢性炎症反应。长此以往，痛风石出现的概率明显增加。故而，高尿酸血症患者需要限制食盐的摄入，也要控制酱油等调味品的使用量。咸鱼、腌肉、咸蛋、腌菜等含盐量较高的食物也要控制，一般建议高尿酸血症患者每天须限盐在5 g以内。

9.高尿酸血症患者能吃辣吗？

高尿酸血症患者应限制辣椒的摄入。这是因为口味偏辣会刺激食欲，兴奋自主神经，使人体的新陈代谢加速，生成的内源性尿酸增加，从而加重高尿酸血症和痛风。故而，高尿酸血症患者需要限制辣椒的摄入。

10.高尿酸血症患者能喝饮料吗？

高尿酸血症患者需要限制甜味饮料的摄入。虽然含糖饮料的嘌呤含量很低，但其中含有大量的果糖。果糖作为高尿酸血症的一个潜在原因越来越受到人们的关注。果糖是食品中甜味剂的主要来源，它还存在于调味汁、番茄酱、各种糕点、乳制品和其他配方食品中。研究发现，每天饮用350 mL以上的富含果糖的甜饮料会显著增加血尿酸水平。美国第三次全国健康和营养调查结果显示，血尿酸水平随着含糖饮料的消费量升高而增高。果糖对尿酸代谢有直接的影响。果糖磷酸化消耗腺苷三磷酸（adenosine triphosphate，ATP），肝脏ATP耗尽，腺嘌呤释放，最终转化为尿酸。此外，果糖可能通过增加胰岛素抵抗和循环胰岛素水平，间接增加血尿酸水平和痛风发病风险。果糖还通过影响SLC2A9基因表达（该基因表达蛋白参与肾脏近曲小管对尿酸的重吸收和糖的转运），降低肾脏对尿酸的排泄能力导致血尿酸水平升高。故而，高尿酸血症患者需要限制甜味饮料的摄入。

11.高尿酸血症患者为什么不能喝酒?

酒精也是促进高尿酸血症及痛风发病的重要因素之一。一项研究提示，酒精日消耗10.0～14.9 g，痛风的发病风险增加32%，酒精日消耗20.0～29.9 g、30.0～49.9 g或高于50 g时，痛风的发病风险分别增加49%、96%及153%。乙醇代谢能使血乳酸浓度升高，而乳酸抑制肾小管分泌尿酸，并通过激活尿酸转运体1（Uric Acid Transporter 1，URAT1）的离子交换功能，激发近端肾小管的尿酸重吸收作用，从而抑制了肾脏排泄尿酸的功能，降低了尿酸的排泄；乙醇能促进腺嘌呤核苷酸转化，加快嘌呤合成速度，加速尿酸形成；同时饮酒多伴有高嘌呤食物的摄入，也可能使血尿酸增高。啤酒酿造过程中产生大量的嘌呤，因此啤酒与其他酒类相比，促进痛风发病的风险最高。血尿酸水平随啤酒或白酒摄入量的增加而增加，但不随葡萄酒摄入量的增加而增加。然而，所有的酒精饮料，即使是葡萄酒，都会增加痛风复发的风险，痛风患者应该限制所有类型的酒精摄入量。因此，重视酒精摄入量、酒精饮料种类的选择等因素对预防和治疗乙醇诱导的高尿酸血症具有重要意义。

12.高尿酸血症患者能喝咖啡吗?

高尿酸血症患者可以适度地摄入咖啡。咖啡作为高尿酸血症的一种保护因素，可降低血尿酸水平，但在降低尿酸水平的咖啡量上是存在性别差异的。女性每天需要饮用4~6杯，男性每天需要饮用1~2杯。咖啡因是甲基黄嘌呤，甲基黄嘌呤是竞争性的黄嘌呤氧化酶抑制剂。咖啡亦富含多酚绿原酸，绿原酸具有抗氧化作用，绿原酸还可与咖啡中的其他抗氧化剂结合以降低氧化应激，抑制黄嘌呤氧化酶活性，从而降低尿酸。实验证据表明，长期喝咖啡还可以通过减轻胰岛素抵抗、改善胰岛素敏感性来降低血尿酸水平。然而，咖啡中含一定量的草酸，因此患有肾结石的患者需要限制咖啡的摄入量。长期、大量地摄入咖啡，容易造成骨质流失，增加骨质疏松的风险。故而，适度的咖啡摄入被提倡用于预防高尿酸血症及痛风。

13.高尿酸血症患者能喝茶吗?

茶多酚可能通过调节氨基酸代谢降低人体内尿酸水平，故高尿酸血症患者可以适当地摄入红茶或者绿茶。茶是世界三大饮料之一，在我国，茶的饮用历史悠久，茶其具有抗氧化、抑菌、抗病毒、抗肿瘤等活性。茶多酚是从茶叶中提取的一类主要活性成分，是儿茶素、花青素、黄酮与黄酮醇类和酚酸类等多酚化合物的总称。在对小鼠的实验研究中发现，茶多酚通过抑制肝脏和血清中的黄嘌呤氧化酶活性来抑制尿酸的生成并促进尿酸排泄，且对肝肾组织具有一定保护作用。经普洱茶喂食的高尿酸血症小鼠，血尿酸水平显著下降，并且体内谷氨酸、3-吲哚-乳酸、L-异黄酮、烟酰甘氨酸、异亮氨酸、L-半胱氨酸均有明显变化。因此，调节氨基酸代谢可能是普洱茶降低尿酸的主要机制。其中，由于制造工艺的不同，与红茶相比，绿茶对黄嘌呤氧化酶的抑制作用更强，能更好地降低血尿酸水平。然而，还有研究证明，茶的摄入与尿酸水平无明显相关性。这就需要更精心设计的前瞻性队列研究来进一步阐述这些问题。

14.高尿酸血症患者能喝牛奶、豆浆吗？

有必要强调的是，乳制品的摄入量越多，血尿酸水平越低。食用乳制品，特别是脱脂乳制品，能够降低高尿酸血症发病率。那些每天至少喝1次牛奶的人比那些不喝牛奶的人血尿酸水平更低，至少隔日1次喝酸奶的人的血尿酸水平比不喝酸奶的人显著降低。牛奶的摄入可促进尿酸的清除，乳清蛋白在3小时内显著降低了血尿酸浓度。研究还发现脱脂奶粉之类的奶制品富含糖巨肽和G600，具有抗炎特性，有利于减少痛风发作次数，减轻疼痛。因此，牛奶及奶制品有利于降低高尿酸血症及痛风的发病风险。《中国居民膳食指南（2022）》推荐奶制品摄入量为每天300～500 g。

虽然大豆的嘌呤含量略高于瘦肉和鱼类，但其经过加工制成豆腐、豆腐干等之后，嘌呤含量大幅度下降。这是因为挤去了"黄浆水"，其中溶解了很大一部分嘌呤。这些豆制品中嘌呤的含量比肉类、鱼类都要低，高尿酸血症的患者可以用豆制品来部分替代鱼肉类。同时，制作豆浆的时候加入大量水，故而大豆中所含嘌呤已经被稀释，每天喝1杯豆浆并不会引起嘌呤摄入量的明显增加。至于红豆、绿豆之类，原本嘌呤含量就偏低，每天吃的数量又很少，在煮粥或打豆浆时加一小把，不会对高尿酸血症患者产生不良影响。

15.高尿酸血症患者能吃零食吗？

随着生活水平的提高，零食的种类越来越多，包括膨化食品、油炸食品、甜点、辣条等。多数零食属于高热量、高油脂、高糖、高盐的食物，这些都与高尿酸血症饮食建议背道而驰，有些零食的嘌呤含量亦很高，长期大量地食用零食，不仅不利于尿酸的排泄，还会对血脂、血压、血糖产生不利的影响，从而影响人体尿酸的代谢。一项流行病学调查发现，经常食用油炸食品是原发性痛风和高尿酸血症的危险因素。故而，高尿酸血症患者应限制零食的摄入。

16.高尿酸血症患者为什么需要大量饮水？

水是生命之源，是人类生存的必需物质，具有促进机体代谢、维持酸碱平衡等功效。人体每天代谢2500 mL水，需要从食物中及直接饮用水来补充，以维持机体功能。研究结果显示，每日饮水量<1000 mL是痛风和高尿酸血症的危险因素，而且饮水量少会导致机体出现酸碱失衡，并直接导致机体内尿酸排泄减少，尿酸水平升高。

高尿酸血症患者，每天应坚持多饮水。夏季出汗多，应根据个人情况调节饮水量。保持每日尿量在2000 mL以上，有助于尿酸的排出，还可以稀释体内尿酸，减少尿酸盐的形成。但要注意饮水时间，饮水最佳时间是两餐之间及晚间和清晨，不要在饭前半小时内和饱食后饮大量的水，这样会稀释消化液和胃酸，影响消化功能。建议睡前及夜间排尿时各饮水250 mL，以维持夜间尿液稀释度，降低高尿酸性肾病的发生。特别是在服用排尿酸药期间，更应多饮水，有助于尿酸从尿液中排出。

此外，有条件的话建议多喝弱碱性水，一些天然的矿泉水及苏打水都是弱碱性水。弱碱性水含有多种矿物质，可以清除人体内酸性代谢物，能够更好地促进尿酸排出。

17.高尿酸血症最适合的饮食模式是地中海饮食吗？

地中海饮食起源于地中海周边的西班牙、意大利、法国和希腊等处于地中海沿岸的南欧各国。这是一种以健康、清淡、简单而又营养全面著称的饮食风格。《美国新闻与世界报道》称："地中海饮食在最佳整体饮食排名中连续6年排名第一。"多项研究已经证实，地中海饮食可以降低以高血压、高血糖、高血脂为代表的"三高"等慢性非传染性疾病的发病，同时具有减少炎症、延长寿命和减肥的效果。这种饮食方式对血尿酸水平也最为友好。地中海饮食含有丰富的膳食纤维、维生素、矿物质等营养物质，主要以橄榄油（含不饱和脂肪酸）为主要食用脂肪，主要摄入全谷物（糙米、全麦面包、小米等）、蔬菜、水果、豆类，适量摄食海鲜、禽肉、坚果，辅以适量牛奶及乳制品（主要是奶酪、脱脂乳）、红酒及少量红肉。除以上饮食特点外，地中海饮食还强调每天适度的体力活动，以保持正常体重，达到健康水平，现逐渐被推崇为一种有益健康的饮食模式。

18.高尿酸血症患者的肠道菌群与正常人有多大的区别？

肠道菌群是一个庞大的微生态系统。正常人群的肠道细菌总量约为 10^{14} 个，是人体细胞数量的10倍，基因数约为人类基因总数的150倍。人体肠道菌群的主要类别为厚壁菌门、拟杆菌门、放线菌门、变形菌门、梭杆菌门、疣微菌门、蓝藻菌门等，且厚壁菌门、拟杆菌门菌群是肠道菌群的优势菌群，数量占胃肠道菌群的90%以上，各菌群根据pH值梯度和氧含量的不同而分布在胃肠道的不同部位。肠道菌群参与人体能量代谢、免疫系统功能、炎性反应等生理、病理过程。

高尿酸血症患者与正常人的肠道菌群相比较，具有一定差异。与健康对照组相比，高尿酸血症患者粪便中的有害菌——大肠杆菌含量增加，有益菌——乳酸杆菌、双歧杆菌及粪肠球菌的含量明显下降。而伴随着细菌总量的增加，肠道菌群处理尿酸的能力并没有成比例提高，可能与肠道有益菌减少，不利于肠道尿酸的排泄有关。因此，肠道菌群失调可能是高尿酸血症患者血尿酸升高的原因之一。

19.如何通过调节肠道菌群防治高尿酸血症？

（1）限制果糖的摄入和高嘌呤饮食：人体约1/3尿酸来源于含嘌呤的

食物。高果糖饮食也可导致肠道菌群失调，表现为厚壁菌门/拟杆菌的比例增加，有益菌如乳酸杆菌等水平下降，肠道内丁酸和谷氨酸盐减少，最终导致肠道微生态紊乱，肠道屏障功能受到破坏，尿酸的排泄减少。

（2）限制烟酒的摄入：酒精可以造成肠道菌群的多样性及优势菌门的改变。饮酒人群的结肠活检观察到拟杆菌含量减少，变形菌门含量增加，这类患者还伴随内毒素血症的发生。长期酒精摄入还能导致小肠和大肠中细菌过度生长。由此可见，限制酒精的摄入不仅可以促进肾脏尿酸的排泄，亦可以通过改善肠道微生态，使有益菌含量增加，从而增加肠道尿酸的排泄。

吸烟可改变肠道菌群的多样性及优势菌门，使肠道内有益菌减少，从而影响肠道尿酸排泄，引起血尿酸水平升高。在小鼠实验中，发现电子烟烟雾染毒可导致小鼠肠道有益菌——拟杆菌门和乳杆菌含量降低，有害菌——厚壁菌门含量增高。不仅是尼古丁，其他非尼古丁成分同样会造成肠道菌群失调。

（3）合理适度的运动：长期保持运动有利于增加肠道中有益菌群的丰度，抑制有害细菌。其中某些健康菌，如拟杆菌、双歧杆菌，能够产生丰富的短链脂肪酸，有助于维持肠道免疫系统动态平衡。应鼓励高尿酸血症患者制订适当的运动计划。建议没有特殊心肺等功能异常的高尿酸血症患者每周至少进行150分钟的中等强度有氧运动。

（4）益生菌的应用：研究发现，在一般降尿酸治疗基础上加用益生菌，如双歧杆菌、乳酸杆菌、酪酸梭菌，可通过增强肠道细菌处理尿酸能力，增加降尿酸效果。一方面，益生菌的使用可使肠道菌群结构与比例发生变化，有益菌群数量增加，有害菌和腐败菌数量减少，促进尿酸的代谢；另一方面，补充某些益生菌在预防高尿酸血症的同时，也预防了高尿酸血症引起的肾脏改变、氧化应激及内皮功能障碍，且对肾脏具有调节黏膜免疫、减轻系统炎症的作用。

总的来说，高尿酸血症患者可通过合理饮食、戒烟限酒、适量运动及益生菌摄入等方式，调节肠道微生态紊乱，改善肠道屏障功能，从而改善尿酸代谢紊乱。

 # 高尿酸血症与运动

1.高尿酸血症患者应该如何运动？

除了饮食控制和药物治疗，运动也可以降低血尿酸水平，其作为一种慢性病治疗手段得到了广泛关注。长期进行有氧运动可有效改善机体免疫力和抵抗力，通过运动可以燃烧更多的卡路里，降低血尿酸浓度，预防痛风等相关疾病的发生。建议每周进行至少150分钟的中等强度有氧运动（每天30分钟，每周5天），运动期间的心率保持在［220－年龄（岁）］×（55%～75%）范围内，可以保证运动效果。也可以用一个简单的方式来判断中等强度的运动：运动时可以说话但是不能唱歌。如果运动时还能唱歌，说明运动强度不够。但也应避免长时间的剧烈活动，这样可能引起血尿酸升高，诱发痛风发作。当然，有慢性病尤其是心肺疾病的患者，需要在专业的医师指导下选择合适的运动方式。

一些指南和综述支持将轻到中等强度的有氧运动作为治疗高尿酸血症和痛风的非药物治疗手段。研究指出，适度的有氧运动（不超阈值的程度），对高尿酸血症患者是有益的。该研究纳入了高尿酸血症患者和健康的志愿者，在经过45天（每天1次，每次30分钟）的慢跑后，他们的血尿酸水平明显下降。这可能是因为有氧运动可提高ATP的周转率，不超过无氧阈值的肌肉运动不会导致腺嘌呤核苷酸降解。因此，有氧运动对高尿酸血症患者有益，如散步、慢跑、跳舞（慢节奏）、打太极拳、舞剑等。

通过运动来减轻体重，也可以降低血尿酸水平。使用这种方法进行逐步减重比大幅度减重更有益，因为突然的大幅度减重会引起酮症，这会通过肾脏URAT1促进尿酸的重吸收，导致血尿酸增加；剧烈的肌肉运动会导致过度的氧化应激，使尿酸水平代偿性增加。因此，中低强度的运动对高尿酸血症患者才是最佳选择。

2.高尿酸血症患者需要每天运动吗？

对高尿酸血症患者而言，不超过阈值的运动才是最合适的运动。有研究证实，每天1小时且每天1次的运动和每天都不运动都会导致痛风发作，这说明过低或过高的运动频次对高尿酸血症患者都是不利的。所以，对高尿酸血症和痛风患者而言，每天运动并不是最佳的选择。将运动的频次保持在每周4~5次，每次30~45分钟，才是最佳的运动频次。

3.高尿酸血症患者什么时候运动最合适？

目前，比较推荐高尿酸血症患者的运动时间是在餐后60~90分钟。在日常生活中，大部分的人倾向于选择早上和晚上的时间锻炼，但其实最佳的运动时间应该是上午9：00—11：00和下午2：00—4：00。这是因为有研究发现，身体有疾患的人早上健身，突然由静止状态转为激烈运动状态，易诱发血栓及心肌梗死。当然，对于上班族而言，这种运动时间确实不太容易实现，所以避免餐后马上运动和早晨太阳升起之前运动。

太阳升起之前，空气中的二氧化碳含量较高，空气不清新，运动效果不好。如果是冬天，太阳未升起之前气温比较低，此时锻炼易导致血管收缩，尤其是患有慢性病的老年人容易诱发急性心脑血管病，如脑出血、心肌梗死等。

4.高尿酸血症患者可以长时间运动吗?

目前,比较推荐高尿酸血症患者的运动时长是平均每周150分钟,每周进行4～5天中低强度的体育锻炼。有学者研究了健康人群在进行2小时功率自行车前后的尿酸水平,发现运动后的血尿酸水平显著上升,增加了痛风的发生风险。所以,高尿酸血症患者不是运动时间越长越好,适度最好。

 # 高尿酸血症与慢性病

高尿酸血症已成为继高血糖、高血脂和高血压之后的第4高疾病,同时也是糖尿病之后的第2大代谢性疾病。血尿酸升高与糖尿病、心脑血管疾病、脑卒中等密切相关,是这些疾病发生、发展的独立危险因素。

1.高尿酸血症与高血压的关系

高尿酸血症与高血压存在复杂的关系,血尿酸水平每增加60 μmol/L,高血压发生风险增加15%～23%。2021年的流行病学调查显示,在33 785例高血压患者中高尿酸血症总患病率为38.7%,其中男性为35.1%,女性为45.2%,女性明显高于男性。

其可能的原因是:①尿酸能够促进肾小球旁肾素的表达及直接刺激血管平滑肌增殖和激活肾素-血管紧张素系统而诱发高血压;②血尿酸也可以通过增加血小板源性生长因子的表达,刺激血管平滑肌细胞增殖,进而导致动脉弹性下降而诱发高血压;③高尿酸血症患者体内的尿酸盐可能会形成尿酸结石,引起肾后性梗阻,导致肾脏疾病的发生,最后诱使血压升高;④噻嗪类利尿剂、袢利尿剂等降压药的使用都可以在短时间内降低细胞外液容量,引起血尿酸升高和诱发痛风发作。应用受体阻滞剂且量较大时，也可以增加血尿酸水平；⑤高血压由于多种原因致肾血流量减少，增加肾脏对尿酸的重吸收，从而引发高尿酸血症。

高血压与高尿酸血症相互促进，协同加速心脑血管疾病、肾脏疾病等的发生和发展，导致预后不良结局。因此，应尽早对高尿酸血症高危人群进行健康教育，监测血尿酸水平，使其尿酸水平维持在较低的水平，以预防高血压及相关疾病的发生。

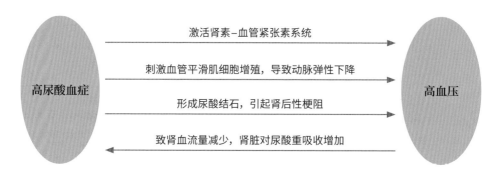

2.高尿酸血症与糖尿病的关系

血尿酸水平与糖代谢异常密切相关。有研究发现，随着血尿酸的升高，其糖尿病的发生风险也逐渐升高。血尿酸水平每增加60 μmol/L，新发糖尿病的风险增加17%。血尿酸与2型糖尿病的早期发病可能关系更为密切。高尿酸血症可通过氧化应激、炎症等途径导致胰岛β细胞功能障碍和胰岛素抵抗，导致糖代谢异常，而糖代谢异常、胰岛素抵抗同样会引起高尿酸血症。

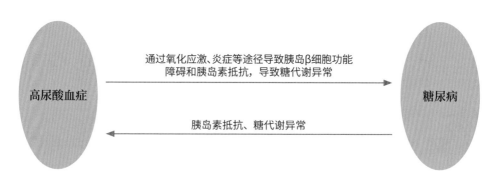

3.高尿酸血症与肥胖的关系

近年来，研究发现身体的胖瘦程度与血尿酸水平显著相关，在校正了年龄、性别、吸烟、饮酒、血压、血糖、血脂等混杂因素后，偏胖或肥胖的患者高尿酸血症的发病率较高。

肥胖与血尿酸升高的机制目前还不是很清楚。目前的研究推测，除可能存在共同的遗传缺陷外，二者的发生都跟饮食摄入有关。首先，高嘌呤的食物摄入过多，除了会引起尿酸升高，伴随的能量摄入过剩还会导致肥胖的发生。其次，含大量果糖的食物或饮料摄入，导致机体糖代谢紊乱，发生胰岛素抵抗和代谢综合征。胰岛素抵抗会导致高胰岛素血症，而循环系统中的胰岛素升高可以促进肾小球对尿酸的重吸收，减少尿酸的排泄，从而导致血尿酸水平的升高。同时，大量果糖的摄入会使能量累积，从而导致肥胖发生。另外，向心型肥胖者血尿酸水平与甘油三酯水平呈正相关，提示饮食摄入脂肪酸过多。过多的脂肪酸在导致甘油三酯增加的同时也使嘌呤生成增加，导致尿酸生成增加。

4.高尿酸血症与高脂血症的关系

高脂血症是脂代谢异常的表现，可导致动脉粥样硬化和冠心病的发生。高尿酸血症与高脂血症之间存在着密切联系。高尿酸血症主要合并高甘油三酯血症，在健康人群中，血尿酸水平越高，血清甘油三酯水平也越高。国外学者研究发现，在患有不同疾病的人群中，血尿酸和血脂也明显相关，高血压患者的血清甘油三酯水平随着血尿酸的升高呈现逐渐上升的趋势。高尿酸血症患者由于3-磷酸甘油醛脱氢酶活性降低，导致甘油三酯和尿酸合成增加，进而加速高甘油三酯血症和高尿酸血症的形成；血尿酸水平升高可导致脂蛋白脂酶的活性降低，甘油三酯分解减少，血清甘油三酯水平升高。也有研究结果显示，血清胆固醇水平增高可增加高尿酸血症发生的风险。

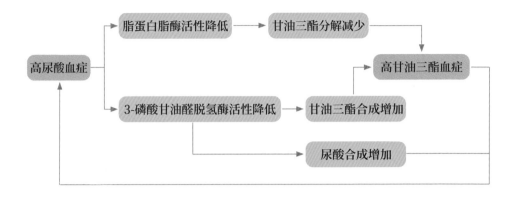

5.高尿酸血症与心脑血管疾病的关系

血尿酸水平升高与心脑血管疾病的关系已引起人们的高度关注。高尿酸血症是心脑血管疾病的一个独立危险因素。有研究发现，血尿酸水平的升高与冠心病发病风险有关，血尿酸每升高60 μmol/L，患冠心病的风险增加1.48倍。血尿酸＞420 μmol/L是脑卒中的独立危险因素。

高尿酸血症导致心脑血管病的机制可能包括以下几种：①高尿酸可以促进低密度脂蛋白胆固醇氧化和脂质过氧化，使内皮细胞功能失调，形成动脉粥样硬化；②尿酸盐结晶可引起炎症反应，激活血小板和凝血过程，高尿酸还可以促进血小板聚集从而促进血栓形成；③高尿酸血症通过刺激肾素–血管紧张素系统和诱导钠敏感性，促进高血压发生和进展。

虽然高尿酸血症对心脑血管疾病的危害已经是不争的事实，但是现实情况是高尿酸血症患者绝大多数无症状，其预防和治疗极容易被忽视。因此，早期发现高尿酸血症并及时控制血尿酸水平，对心脑血管疾病的早期预防具有重要意义。

6.高尿酸血症合并冠心病的患者在治疗时需要注意什么？

高尿酸血症对心脑血管疾病的危害不容忽视，而多种冠心病患者的常用药物对高尿酸血症有一定的影响。了解不同药物的作用对冠心病合并高尿酸血症患者的治疗十分重要。

（1）阿司匹林：不同剂量的阿司匹林对血尿酸代谢的影响是不同的。有研究发现，阿司匹林在≥3 g/d剂量时，对尿酸排泄有促进作用，而在1～2 g/d剂量时，则表现为抑制尿酸排泄的作用。阿司匹林发挥抗血小板作用的剂量为75～325 mg/d，临床常用100 mg/d，在预防严重心脑血管事件的同时可能会增加血尿酸水平，但考虑其对心脑血管疾病有益，因此对于合并高尿酸血症的冠心病患者，不建议停用阿司匹林。建议用药期间多饮水、碱化尿液，同时监测血尿酸水平。应尽可能避免中等剂量阿司匹林的使用。

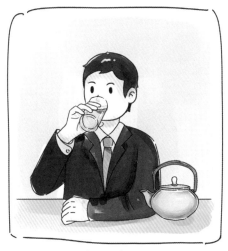

多喝水

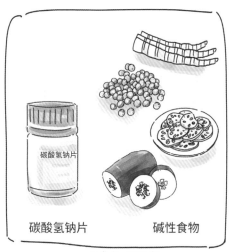

碳酸氢钠片　　　　　碱性食物

碱化尿液

（2）阿托伐他汀：该药具有较弱的降尿酸作用，高尿酸血症患者进行冠心病二级预防时可优先使用。

（3）冠状动脉造影剂：高尿酸血症患者接受冠状动脉CT或冠状动脉造影前，建议检测血尿酸并进行危险分层，加强水化，避免使用高渗性对比剂并减少对比剂剂量，以减少肾脏损害，否则将不利于尿酸的排泄，导致血尿酸升高。

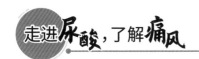

7.高尿酸血症与慢性阻塞性肺疾病的关系

慢性阻塞性肺疾病简称慢阻肺，是以一种持续气流受限为特征的、可以预防和治疗的常见疾病。其气流受限不完全可逆，并且呈进行性发展。吸烟是引起慢阻肺最常见的危险因素。香烟烟雾进入人体后，可使人体处于应激状态，从而使血尿酸增高，严重时导致高尿酸血症甚至痛风。有研究发现，慢阻肺患者呼吸功能衰竭的加重，会导致机体组织缺氧，使得某些物质代谢增加，从而导致尿酸生成增加。推测血尿酸水平可以作为评估慢阻肺患者病情及预后的指标。

8.高尿酸血症合并慢性阻塞性肺疾病在治疗时需要注意什么？

高尿酸血症合并慢阻肺应首先治疗基础病。

在慢阻肺稳定期合并高尿酸血症时，首先进行一般治疗，如控制饮食总热量，限制饮酒和高嘌呤食物的摄入，每天饮水2000 mL以上来增加尿酸的排泄，慎用抑制尿酸排泄的药物，如噻嗪类利尿剂等。可以应用排尿酸药、抑制尿酸生成药物、碱性药物、新型降尿酸药物使血尿酸维持正常水平。

在慢阻肺的急性加重期，应首先确定加重原因。如果是细菌或病毒感染，应使用抗生素，同时使用支气管扩张药，低流量吸氧，避免吸入氧浓度过高引起二氧化碳潴留。此外，可以静脉应用糖皮质激素，必要时机械通气。对于慢性肺源性心脏病的患者应该慎用利尿剂，以免减少尿酸排泄，进一步升高血尿酸水平。

9.高尿酸血症与脑卒中的关系

血尿酸水平与神经系统疾病的关系复杂。生理浓度的血尿酸对神经系统有一定的保护作用，而血尿酸过低有可能增加神经退行性疾病发生的风险。故将血尿酸控制在合理范围内有助于保持身体健康。但是，尿酸升高会促进脑梗死的发生并导致预后不良。

研究发现，高尿酸血症是脑梗死的独立危险因素，能够促进脑卒中的发生并且增加脑卒中后的早期死亡及复发风险。但对脑梗死溶栓患者而言，高血尿酸水平可能降低脑梗死容积及改善预后，较低的血尿酸水平反而可能增加恶性大脑中动脉梗死及向出血的转化。对急性脑梗死溶栓患者而言，高血尿酸水平能够改善其临床症状及预后。

10.高尿酸血症合并脑卒中患者在治疗时需要注意什么？

对高尿酸血症患者，建议予以降低血尿酸水平的治疗以减少脑梗死的发生及不良预后。另外，对高尿酸血症合并脑卒中或经评估具有脑卒中高危因素的患者，进行药物治疗时应充分考虑阿司匹林和阿托伐他汀等药物对血尿酸的影响，详见上文"6.高尿酸血症合并冠心病的患者在治疗时需要注意什么？"。

此外，有研究发现，对急性脑梗死溶栓患者采用阿替普酶溶栓同时静脉输注尿酸治疗能够改善女性患者的预后。因此，对急性脑梗死溶栓患者，建议短期内将血尿酸保持在较高水平有助于改善临床症状及预后。

11.高尿酸血症合并代谢综合征患者在治疗时需要注意什么？

代谢综合征是肥胖、高血压、高血糖、高血脂等多种疾病危险因素同时存在于同一个体的临床综合征。

（1）肥胖症患者合并高尿酸血症：肥胖产生的慢性炎症和胰岛素抵抗会增加高尿酸血症和痛风的患病风险，减轻体重和减小腹围是非药物治疗高尿酸血症的有效方法。

（2）高血压患者合并高尿酸血症：高尿酸血症是高血压的独立危险

因素。对于合并高尿酸血症的高血压患者，建议使用利尿剂以外的降压药物，如氯沙坦钾。对于合并脑梗死的高血压患者，建议使用氨氯地平。

（3）糖尿病患者合并高尿酸血症：糖代谢异常患者，在血尿酸水平＞480 μmol/L时应立即开始降尿酸治疗。相关药物包括：①磺脲类药物，可促进尿酸的排出。②α-糖苷酶抑制剂，如阿卡波糖可减轻因蔗糖分解导致的血尿酸水平的升高。③噻唑烷二酮类药物，可能通过减轻胰岛素抵抗而降低血尿酸水平。④钠-葡萄糖耦联转运体2抑制剂，如达格列净、卡格列净等也能降低血尿酸。

（4）高脂血症合并高尿酸血症：血脂紊乱的患者常同时合并高尿酸血症或痛风。对于合并高尿酸血症的高胆固醇血症或动脉粥样硬化患者，优先考虑阿托伐他汀；对于合并高尿酸血症的高甘油三酯血症患者，优先考虑非诺贝特。

 特殊人群与高尿酸血症

1.心脑血管疾病患者血尿酸高该怎么办？

高尿酸血症合并心脑血管疾病建议如下：①心脑血管疾病患者体检时应常规进行血尿酸检测，尽早发现无症状高尿酸血症；②所有无症状高尿酸血症患者均需进行治疗性生活方式改变，尽可能避免应用使血尿酸升高的药物；③建议合并心脑血管疾病的高尿酸血症患者的血尿酸水平控制在360 μmol/L以下；④无症状高尿酸血症合并心脑血管危险因素或心脑血管疾病时（包括高血压、糖耐量异常或糖尿病、高脂血症、冠心病、脑卒中、心力衰竭或肾功能异常），血尿酸值＞480 μmol/L给予药物治疗；⑤无心脑血管危险因素或心脑血管疾病的高尿酸血症，血尿酸值＞

540 µmol/L给予药物治疗；⑥积极控制无症状高尿酸血症患者并存的心脑血管危险因素；⑦生活指导即生活方式改变和危险因素控制。

2.老年人尿酸值高于正常范围该怎么办?

对无症状高尿酸血症的老年患者，首先要仔细寻找导致其高尿酸可能的原因，从饮食控制、生活方式干预及用药等方面进行调整；其次要进一步寻找是否有隐藏在背后的疾病，是否合并慢性肾脏病、冠心病及代谢性疾病，综合评估后再谨慎选用合适的药物。如确实需要降尿酸药物治疗，应注意小剂量起始，根据患者高尿酸血症分型选择合适的药物，应用过程中除监测血尿酸水平了解治疗效果外，还应注意患者肝肾功能的变化，以及出现皮疹和别嘌醇过敏的风险。

3.妊娠期妇女该如何避免高尿酸血症的发生?

妊娠期雌激素、孕激素水平逐渐上升，雌激素可促进尿酸排泄，孕激素则对尿酸排泄影响较小。在孕早期，由于孕妇肾血流量和肾小球滤过率增加，肾小管重吸收减少，雌激素水平升高，尿酸排泄增加，而使血尿酸浓度较孕前下降。在孕中期和孕晚期，由于胎儿通过羊水排泄的尿酸量增加，孕妇肾脏对于尿酸的清除能力降低，此时若过量摄入高嘌呤食物，则可导致血尿酸浓度增高。妊娠期血尿酸异常升高常与合并的妊娠相关疾病有关，如妊娠期高血压、妊娠期糖尿病等，三者相互影响。此外，妊娠期高尿酸血症会影响胎儿生长发育。因此，适当多饮水、促排尿，低嘌呤饮食，避免劳累、感染和过度运动，减少果糖及碳酸饮料摄入，增加新鲜蔬菜及水果摄入，规律作息，控制体重，禁烟、限酒，保持大便通畅，适当增加肠道有益菌群等手段，对于妊娠期高尿酸血症患者是安全可行的预防措施。

4.当妊娠期遇上高尿酸血症，该怎么办？

对于合并高尿酸血症和有痛风病史的女性，在孕前即应控制病情，有效排石，妊娠期密切监测血尿酸浓度，同时采取健康的生活方式，如摄入低嘌呤食物，保持大便通畅，适当增加肠道有益菌，避免摄入可能导致血尿酸浓度升高的食物和药物（利尿剂、抗结核药物），控制其他心脑血管疾病危险因素。同时，密切监测孕妇血压、血糖，有效控制妊娠期高血压和糖尿病，打破妊娠期高尿酸血症与高血压、糖尿病之间的恶性循环。妊娠期高尿酸血症孕妇一旦发生痛风，建议对其进行局部理疗，以及外用非甾体抗炎药等止痛药膏，慎用口服非甾体抗炎药、激素和秋水仙碱等治疗。

临床最常用的降尿酸药物为别嘌醇和苯溴马隆。文献报道，孕妇口服别嘌醇治疗妊娠期高尿酸血症可导致自然流产率增高，新生儿畸形等不良事件严重而且多见。因此，别嘌醇目前仍需在产科医师的指导下谨慎使用。在各项治疗指南和药物说明书中，对于苯溴马隆治疗孕妇高尿酸血症的建议亦为谨慎使用。非布司他和丙磺舒治疗妊娠期高尿酸血症动物模型的研究结果提示，这两种药物具有导致动物胎儿畸形或死胎等不良反应。迄今尚未对这两种药物治疗高尿酸血症孕妇的疗效进行随机对照研究，因此不建议将这两种药物用于妊娠期高尿酸血症治疗。因此，妊娠期高尿酸血症的治疗药物非常有限。

唾液尿酸的相关知识

1.什么是唾液尿酸？

要了解唾液尿酸，首先要了解一下唾液。唾液是一种体液，属于体液的重要组成部分，人体内几乎所有的物质在唾液中几乎都会有所表现。与血液等其他体液一样，唾液也含有细菌、病毒、抗体、药物、生长因子、各种蛋白质等，很多疾病的发生和发展也会在唾液中留下痕迹。作为传统检测手段的革新，唾液检测可能与血液、尿液检测一样，将成为诊断、监测疾病和健康普查的主要手段，目前这一观点在欧美发达国家已取得一定的认可。在美国，唾液检测已经是最主流的艾滋病检测手段。

血液中的尿酸可通过唾液腺细胞进入唾液。唾液尿酸检测是通过一定技术手段检测出我们唾液中尿酸的含量，从而间接判断血尿酸的水平。有研究发现唾液尿酸与血尿酸有良好的相关性，可以在一定程度上代替血尿酸的检测。目前已经有研究者在实验中发现唾液中尿酸的浓度随着血液中尿酸的升高而升高。

2.为什么要检查唾液尿酸？

唾液尿酸最大的优点是方便与无创。通常我们检测尿酸是通过抽血或取指尖血，而唾液尿酸检测可以使我们不用扎针就可获得较为准确的尿酸值。

高尿酸血症或者痛风的患者，以前往往需要多次抽血来检测尿酸以指导治疗方案。对于儿童、孕妇、老年人等特殊群体，抽血是比较"可怕"的事情，相比之下，唾液尿酸检测更方便且容易被接受。

近些年的科学研究表明，唾液尿酸还有一些别的应用价值，如它可能与青少年高血压、代谢综合征有关，还可以预测青少年体脂率，甚至一定程度上可以反映社会压力。当然它还可能有更大的价值，有待于科学家们进一步研究，让我们拭目以待吧！

3.唾液尿酸的检测方法是什么？

上面说了唾液尿酸目前是一个有用的工具，对痛风、高尿酸血症患者至关重要。那么它是如何获得的呢，科学家们研究了几种新方法。

（1）南通大学的医学研究者研制了一种复合物的纸基分析装置，可用于检测人唾液中的尿酸。该装置利用新的技术，仅需10 mL唾液，1分钟即可准确测出唾液中的尿酸值。

（2）南通大学还有研究者发明了一种一次性尿酸生物传感器，它灵敏度高，可直接在唾液中检测尿酸，与血尿酸水平对比相差无几。

（3）美国学者发明了一种可穿戴式护齿器，它可以将唾液尿酸值测定后发送到我们的电脑上，用于高尿酸血症和痛风患者的无创尿酸监测。

唾液尿酸采集及检测方法变得更加方便，为科学家对它进一步的研究提供了条件，也为以后更好地造福患者提供了方法。

4.唾液尿酸与血尿酸的关系

尿酸是体内嘌呤物质代谢的产物，可存在于血液和尿液中，体内的尿酸值可以通过血液检测或尿液检测来检测。近年来，唾液被发现亦可作为样本用于检测尿酸，那么唾液尿酸和血尿酸之间有什么关系呢？

有研究者对一些慢性肾脏病患者和代谢综合征患者同时进行了唾液尿酸和血尿酸的测定，结果发现唾液尿酸和血尿酸之间存在明显的正相关关系。

上海研究人员的研究结果也从侧面印证了这个说法，他们选取了一名高尿酸血症患者，在其降尿酸治疗期间，分别检测了他的唾液尿酸和血尿酸，进行分析后得出结论：唾液尿酸和血尿酸存在一定的比值关系。

总的来说，目前已有研究表明，唾液尿酸和血尿酸之间有比较明确的相关关系，并且有可能存在一个固定的比值让二者可以互相换算。当然，这需要更多的研究去证明这个猜想。

5.唾液尿酸和青少年高血压也有关系吗？

随着人们生活水平、生活质量的提高，高血压也越来越年轻化，最近几年青少年高血压的发病率明显升高，但原因并不是很明确。

尿酸和高血压的发生有着密切的关系。随着学者们对唾液尿酸研究的深入，他们发现唾液尿酸和青少年高血压之间有着一定的关系，并对其中的原因做了一些研究。

他们通过研究患有高血压的青少年，对唾液尿酸水平和血压情况进行了检测，发现患有高血压的青少年唾液尿酸水平也升高。关于其中的原因和机制，他们认为青少年高血压与肥胖、压力有很大的关系，而这些过程又有唾液尿酸参与。虽然目前已有的研究数据不能说明唾液尿酸升高导致了青少年高血压的发生，但是唾液尿酸可以作为青少年高血压的一个预测指标。

6.唾液尿酸与妊娠期哪些疾病有关系？

已有研究证明，血尿酸的升高与孕妇的子痫前期、妊娠期高血压等疾病的发生有着密切的关系，增加了孕妇患妊娠并发症的风险。因此，在院内、院外对孕妇进行尿酸的监测很有必要，能有效预知风险，提示医师及时进行干预或者治疗。但是频繁的抽血让很多孕妇难以接受，因此研究者们测试了利用唾液尿酸监测孕妇健康情况的可行性。

有研究对住院的130多名孕妇进行了观察，每周监测唾液尿酸及孕妇的健康情况，发现唾液尿酸明显升高的孕妇随后更容易发展为子痫前期或妊娠高血压及自然早产。另外还有研究者发现，唾液尿酸比血尿酸更敏感，可以检测到1天内的变化情况。因此，唾液尿酸可用于早期发现有子痫前期、妊娠期高血压和自发性早产风险的妇女，并且有更好的预测价值。

7.唾液尿酸可以预测青少年体脂率吗?

现在随着人民生活水平不断提高，特别是一些经济发达的地区，人民物质生活得到充分改善，出现了一系列新的问题。例如，超重和肥胖的发生率在世界范围内迅速增加，其中青少年超重和肥胖也日益成为一个重要的社会问题。

青少年肥胖是成年期肥胖及其相关慢性病的重要危险因素，如心脑血管疾病、糖尿病、高血压及某些类型的肿瘤等。不仅如此，儿童超重或肥胖也会对自身的生长发育、免疫功能及运动系统产生影响，进而造成心理影响。肥胖也给社会和家庭带来巨大的经济负担。因此，找到可以早期预测体脂的积累或肥胖发生的指标具有重要意义。

国外有学者研究了多名青少年，通过对他们的唾液尿酸、身高、体重和体脂率等资料进行研究，发现唾液尿酸浓度高的青少年体脂率也较高。所以，唾液尿酸水平有可能成为一个青少年高体脂率、青少年肥胖的预测指标。在进行青少年体检时，可以加入唾液尿酸检测，来预测他们以后发生肥胖的可能，以便在以后的生活方式、健康管理方面加以干预，预防一些疾病的发生。

8.唾液尿酸水平可以反映社会压力吗?

我们在生活和工作中遵守的法律、规章制度和某些行为规范，也包括风俗、习惯和道德，无形之中会带给我们一些压力，称之为社会压力。压力会使机体产生应激反应，包括激素的分泌、血压的升高。那么，唾液尿酸水平和社会压力有什么关系呢?

最新的科学研究表明，唾液尿酸水平、血压和社会压力有着微妙的联系。高尿酸水平高也说明人对急性社会压力产生了更大的血压反应，也就是在相同的压力下，尿酸高的人血压升高更明显。由此可推测，某些长期受到压力的人群如果出现了高血压，可能和尿酸水平有关。如果尿酸也较高，可以通过干预尿酸水平来降低血压。

还有一项研究也说明了这一点，那些长期受到社会歧视压力的非裔美国人，他们的尿酸排泄量减少，并且在高尿酸血症确诊1年半之后血压更高。可能长期的社会压力导致了尿酸排泄的增加，压力和尿酸代谢共同导致了静息血压升高，这其中机制尚不清楚，但也说明了尿酸、社会压力、血压之间存在着微妙的联系。

9.唾液尿酸检测对高尿酸血症/痛风患者有什么优势？

长期的高尿酸血症会引发痛风的发作，一旦诊断为痛风，可能就需要长期甚至终身服药来控制。在降尿酸治疗中，定期监测血尿酸水平非常重要。有研究表明，监测血尿酸并进行及时干预能有效提升血尿酸的达标率，从而提高治疗效果。然而血尿酸的监测过程也存在着诸多问题，如每周1次去医院采血让一些患者难以接受，原因可能是对抽血的抗拒或去医院的时间与距离成本较高。此外，某些患者对疾病的认识及重视程度不够，认为只要痛风不发作就可以不进行监测及治疗。

随着对唾液尿酸研究的深入，目前普遍认为唾液尿酸是一种可行的血尿酸代替指标，优点是无创、方便、可接受性强，并可以降低技术人员和患者感染传染病的潜在风险。通过监测唾液尿酸可以方便了解血尿酸的水平，及时干预，调整治疗方案，提高对高尿酸血症/痛风的治疗效果。

10.唾液尿酸检测的局限性及未来前景

自唾液尿酸被研究以来，它的优点经常被人们拿来讨论，如无创、方便，但是它自身也存在着明显的局限性。

首先，将唾液作为样本相比血液更为不稳定，影响因素较多，如口腔卫生、饮食习惯等。其次，目前对于唾液尿酸的采集与测定方法尚没有标准化的步骤，也没有唾液尿酸的正常值范围。因此，将唾液尿酸应用于临床还有很长的路要走，需要科学家们的进一步研究与探索。

但是唾液尿酸仍然有着很大的潜力及价值。现在的科学研究已经挖掘出唾液尿酸在一些方面要比血尿酸有更高的研究价值，如在监测孕妇尿酸方面，唾液尿酸升高得更早一些，变化更加灵敏；甚至还有一些实验说明唾液尿酸有它独特的应用价值，是血尿酸所不具备的。

痛风篇

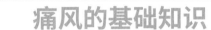

痛风的基础知识

1.什么是痛风?

痛风是嘌呤代谢紊乱和（或）尿酸排泄障碍所致的一组代谢性疾病。我国痛风的患病率逐年增加，且增加程度和年龄呈正相关。2000—2005年、2006—2009年和2010—2016年我国痛风患病率分别为1.0%、1.1%和1.3%。

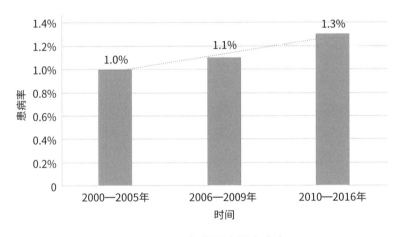

2000—2016年我国痛风患病率

早期临床表现为单个小关节的剧烈疼痛发作，几天或1～2周内即可减轻，最常见的是第一跖趾关节，其次是踝、膝、手、腕关节。痛风的慢性期表现为长期反复发作的急性关节炎、痛风石及关节畸形、尿酸性肾结石及肾脏病变等。由于早期关节炎发作时没有特异性，很多人会误认为是类风湿关节炎，从而延误治疗。

痛风急性发作前一般没有任何前兆，常在夜间或者凌晨发作。如果在睡梦中突然醒来发现自己的关节红、肿、热、痛，难以忍受的时候，必须高度重视。

2.什么是原发性痛风?

原发性痛风指在排除其他疾病的基础上，由先天性嘌呤代谢紊乱和（或）尿酸排泄障碍所引起的痛风。原发性痛风一般会合并其他代谢疾病，如高血压、高脂血症、糖尿病、冠心病等。大部分痛风为原发性痛风。目前，我国尚缺乏全国范围痛风流行病学调查资料，但有调查发现原发性痛风在人口学分布方面具有明显的性别和年龄倾向性。该研究调查了1000例原发性痛风患者，男性患者占97.6%，而且25～40岁患者占调查人群的55.4%，有年轻化趋势。

原发性痛风在急性发作期表现为突然发生的关节红、肿、热、痛，常见的部位是第一跖趾关节，其次是踝、膝、手、腕关节，症状往往可以在数天后自行缓解，在慢性关节炎期可以见到痛风石。

3.什么是继发性痛风?

继发性痛风指继发于肾脏疾病，或者因服用某些药物所致尿酸排泄减少，又或者骨髓增生性疾病及肿瘤化疗所致尿酸生成增多等的痛风。

继发性痛风的主要临床表现是原发疾病的症状，如血液病和肾脏疾病的症状。而痛风性关节炎的症状一般比较轻，并且不典型，一般不出现红、肿、热、痛，也少见痛风石。继发性痛风患者血尿酸水平往往比原发性痛风者更高。例如，下图就是一例2型糖尿病合并肾脏病变，从而出现继发性痛风患者的检验报告单。

序号	项目名称	检测结果	单位	参考区间	测定方法
1	★血清丙氨酸氨基转移酶（ALT）	26.50	U/L	9.00～50.00	速率法
2	★血清天门冬氨酸氨基转移酶（AST）	19.90	U/L	15.00～40.00	速率法
3	谷草/谷丙（AST/ALT）	0.75		0.40～2.50	计算法
4	★血清总胆红素（TBIL）	9.10	μmol/L	≤26.00	重氮法
5	血清直接胆红素（DBIL）	1.20	μmol/L	≤4.00	重氮法
6	血清间接胆红素（IBIL）	7.90	μmol/L	1.70～17.00	计算法
7	★血清总蛋白（TP）	58.10↓	g/L	65.00～85.00	双缩脲法
8	★血清白蛋白（ALB）	32.60↓	g/L	40.00～55.00	溴钾酚绿法
9	球蛋白（GLO）	25.50	g/L	20.00～40.00	计算法
10	白球比例（A/G）	1.28		（1.2：1）～（2.4：1）	计算法
11	★尿素（UREA）	8.80	mmol/L	3.60～9.50	尿素酶-谷氨酸脱氢酶
12	★肌酐（Cr）	112.00↑	μmol/L	57.00～111.00	酶法
13	★尿酸（Uric）	624.00↑	μmol/L	208.00～428.00	尿酸酶-过氧化物酶法
14	钾（K）	4.08	mmol/L	3.50～5.30	间接离子选择电极法

继发性痛风导致尿酸升高的机制主要有以下3类。

（1）细胞过度增殖或大量破坏。例如，溶血、烧伤、外伤、白血病、淋巴瘤等，均可使体内尿酸生成过多，继而出现痛风，还可发生肾功能不全等；肿瘤患者在接受化疗时，由于肿瘤细胞的大量崩解，细胞内容物和一些代谢产物被释放，导致血尿酸水平上升。

（2）酸中毒或其他原因导致肾脏排泄尿酸减少。当机体发生酸中毒时，肾小管对尿酸的排泄受到竞争性抑制而排出减少，导致高尿酸血症，进而继发痛风。

（3）某些药物可以通过促进内源性尿酸生成和减少尿酸排出导致体内尿酸水平升高。药物作用机制的类型包括：①增加嘌呤的摄入；②通过促进细胞溶解、增加白细胞产生、溶血等导致内源性尿酸的产生增加；③降低肾脏对尿酸盐的清除率；④增加尿酸盐的产生和降低其清除率。

4.痛风的历史你了解多少？

我国对于痛风的记载可以追溯至1000多年前。痛风一词最早出现于南北朝时梁代陶弘景的《名医别录》。痛风是一种古老的疾病，也被称为

"帝王病""富贵病"。在历史长河中，有不少的帝王将相、达官显贵都患有痛风，如忽必烈、富兰克林、路易十四、亚历山大大帝等，他们都患有痛风。

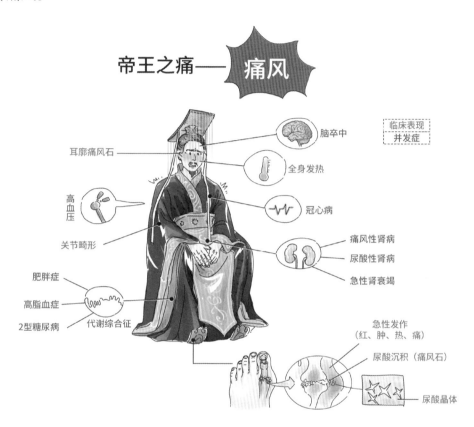

当然，和目前人群中痛风发病率相比（我国目前为1%～3%），古人罹患痛风确实是少数。在20世纪50年代以前，痛风在我国甚至还是一种罕见病。1948年，全国仅有2例痛风病例报道；但到了2015年，我国痛风患者估计已超过2000万人。

5.痛风如何分期？

痛风及高尿酸血症的病程常分为以下4期。

（1）无症状期：属于痛风病程早期，患者通常存在高尿酸血症，即血尿酸＞420 μmol/L，但未出现痛风性关节炎或痛风石等表现。无症状期可进一步分为高尿酸血症无尿酸盐沉积期和有尿酸盐沉积无痛风性关节炎发作期。

（2）急性痛风性关节炎期：起病急骤，多发生于夜间或清晨，受累关节常剧烈疼痛，往往数小时内出现明显的红、肿、热、痛和功能受限等。大关节受累时可伴有关节积液，以及头痛、发热、白细胞计数增加等全身症状。病程常在2周内可自然缓解。

（3）间歇期：间歇期是指2次急性痛风性关节炎发作的间期，间歇期病情相对平稳。

（4）慢性痛风性关节炎及慢性痛风石期：痛风患者未经治疗或治疗不佳，关节炎反复发作会逐渐进展为慢性痛风性关节炎。表现为关节炎更频繁地发作，持续时间更长，间歇期缩短。甚至在发作之后不能完全缓解，受累关节也逐渐增多，最终出现关节畸形，在关节附近、肌腱鞘及皮肤结缔组织中形成痛风结节或痛风石。

6.痛风的病因有哪些？

痛风的病因主要分为原发性和继发性两大类。我们通常所说的"痛风"是指原发性痛风。

（1）原发性痛风绝大多数发病原因不明，可能与遗传因素有关，同时高嘌呤饮食、饮酒和剧烈运动等不良生活方式也会诱发痛风发作。

（2）继发性痛风常发生于其他疾病中，如血液系统疾病——溶血性贫血、白血病、骨髓瘤、淋巴瘤等，以及各类肾脏疾病——肾功能不全、肾小管疾病等，这些疾病造成尿酸排泄减少。服用某些药物也容易引起继发性痛风，常见药物为氢氯噻嗪和呋塞米等利尿剂、复方降压药、抗结核药、抗帕金森药、中等剂量阿司匹林等。此外，乳酸酸中毒、糖尿病酮症酸中毒、剧烈运动、饥饿、过量饮酒等会引起有机酸生成过多，造成尿酸排泄减少，从而导致继发性痛风。

7.哪些情况容易诱发痛风发作？

（1）高嘌呤饮食：海鲜、肝肾等动物内脏、牛羊肉等肉类、浓肉汤和肉汁等食物中含有丰富的嘌呤，而嘌呤在人体内代谢的最终产物为尿酸。因此，长期或大量摄入高嘌呤食物容易诱发痛风。

（2）饮酒：过量饮酒会诱发痛风发作，如饮用啤酒、白酒、洋酒等。饮酒诱发痛风的原因可能是：①乙醇导致血液中乳酸浓度升高，从而抑制肾脏对尿酸的排泄；②乙醇加速嘌呤分解；③啤酒等酒类可以提供嘌呤原料；④饮酒的同时容易摄入大量高嘌呤食物。

（3）饥饿：饥饿时可产生β-羟丁酸、乳酸、自由脂肪酸等，使尿酸在肾脏的排泄减少，导致高尿酸血症，引起痛风发作。

（4）受凉：突然受凉会使尿酸溶解度降低，形成尿酸盐结晶，诱发痛风。

（5）劳累：疲劳使机体能量大量消耗，导致体内代谢废物堆积，干扰尿酸的排泄而诱发痛风。

（6）运动：剧烈运动时，ATP分解产生大量的肌酐和次黄嘌呤，从而升高血尿酸，诱发痛风。

（7）感染：感染会导致体内白细胞升高、组织细胞大量破坏和代谢性酸中毒等，引起尿酸产生过多和尿酸排泄障碍，血尿酸快速升高诱发痛风。

（8）尿酸降低过快：在进行降尿酸治疗时，如果血液中尿酸浓度降低过快，会导致关节腔中的尿酸盐溶解并向外周转移，并在新的部位形成结晶，导致疼痛加重。

此外，某些药物、手术、外伤、应激、腹泻和脱水等因素也可引起痛风发作。

痛风的流行病学

1.痛风最爱找的6类人包括哪些?

（1）老年人：痛风通常见于60岁以上的老年人，但近年来已呈现年轻化趋势，中青年人也要格外注意。

（2）有痛风家族史的人：痛风发作可能与遗传因素有关，因此一级亲属中有高尿酸血症或痛风患者的人更容易患痛风。

（3）有不良饮食习惯和生活方式的人：如长期吸烟、酗酒、久坐，或经常食用动物内脏、牛羊肉和海鲜等富含嘌呤的食物，容易引起痛风发生。

（4）服用某些药物的人：长期应用利尿剂、复方降压药、抗结核药、抗帕金森药、阿司匹林等药物会增加血尿酸浓度，进而诱发痛风。

（5）合并某些基础疾病的人：如代谢异常性疾病（如糖代谢异常、血脂紊乱、非酒精性脂肪性肝病等）、心脑血管疾病（如高血压、冠心病、心力衰竭、脑卒中等）及慢性肾脏病患者通常血尿酸也会升高。

（6）体形肥胖者、运动员等：肥胖人群、运动员或经常高强度锻炼的人群，其痛风和高尿酸血症患病率高于正常人群。

2.痛风的患病率高吗?

近年来，随着我国经济的快速发展，人们的生活习惯和饮食结构发生了很大的改变，高尿酸血症现已成为继高血糖之后的"第四高"。研究证实，高尿酸血症是痛风发作最重要的危险因素，当血尿酸浓度达到饱和时，过多的尿酸就会形成结晶沉积在关节腔和周围组织中导致痛风的发作！因此，越来越多的痛风患者正是来自这些高尿酸血症患者中。不难发现，近年来痛风的患病率越来越高，呈逐渐上升的趋势。

不同时间和不同地区的流行病学资料显示，各地痛风的患病率范围在0.03%～10.47%。研究发现，痛风的患病率在不同的地区存在较大的差异，在城市高于农村，在沿海高于内陆。

3.男性与女性的痛风患病率一样吗?

当提到痛风的时候，我们想到的都是男性患者。确实，痛风的男性发病率比女性高，二者比值接近3.4∶1。特别是在40岁以上的中年男性人群中，痛风高发，但这并不表示女性都不会患上痛风。

男性与女性痛风发病特点：①男性痛风风险随年龄增长而增加，而女性痛风患病率在绝经期前会低于男性，但在绝经期后迅速上升。②男性患痛风的平均年龄明显小于女性。③我国10%～35%的痛风患者有家族史，且男性明显多于女性，比例为10.0∶2.1。

4.痛风会遗传吗?

（1）痛风的遗传倾向更多取决于环境：痛风遗传倾向的强弱与环境因素有一定的关系。如果父母患有痛风，子女患痛风的可能性会比其他人高，但也仅仅是可能性大。如果子女能够保持良好的饮食习惯、生活方式，减少精神压力等，子女的痛风发病率也会大大降低。同样，即使父母没有痛风，也不代表子女就没有痛风发病的可能。如果子女喜欢高嘌呤饮食，痛风的发病率也会增加。

（2）痛风是遗传病：现代流行病学调查发现，痛风确实属于一种遗传疾病。它的遗传方式有两种：一种是常染色体显性遗传，另一种是常染色体隐性遗传。

目前为止，仅确定了两种痛风是先天性连锁性遗传。其中一种是因为次黄嘌呤鸟嘌呤磷酸核糖基转移酶缺乏，造成次黄嘌呤生成次黄嘌呤核苷酸减少，合成黄嘌呤、尿酸量增多引起的痛风，称为莱施-奈恩综合征。另一种是磷酸核糖焦磷酸合成酶活性增强，5-磷酸核糖-焦磷酸和谷氨酰胺合成次黄嘌呤核苷酸增多，进一步增加合成尿酸而引发的痛风。多数学者认为，这两种酶异常引起的遗传性痛风，可能仅占痛风病例的1%~2%。

多数文献中所说的痛风具有遗传倾向、有家族史，只是痛风遗传的表现形式，与先天性遗传因素无直接关系。即便是嘌呤代谢所致的尿酸合成过多引发的痛风，也多是后天获得因素引起的。

5.儿童会得痛风吗？

痛风主要发生于成年人群中，儿童少见。儿童痛风发作时的典型症状并不明显，典型的痛风石更加少见。当儿童无明显诱因出现单关节的红、肿、热、痛时，需要引起家长和儿科医师的特别关注。

可引起儿童痛风发病率增加的因素如下。

（1）长期饮用含糖饮料：含糖饮料可分为软饮料、可乐、其他含糖碳酸饮料和水果饮料等。其中，碳酸饮料深受青少年群体的喜爱。果糖在肝脏代谢时，会造成尿酸的前体物质——单磷酸腺苷生成过多。果糖还可通过刺激长链脂肪酸的合成，增加胰岛素抵抗而间接增加血尿酸水平。

（2）进食过多高嘌呤食物：尿酸的主要来源是食物中摄入的嘌呤。近年来，人们的生活条件改善，越来越注重孩子的营养状况，随之餐桌上的高营养价值食物越来越多，如海产品、牛羊肉等。然而，这些都是高嘌呤食物，长期摄入过多高嘌呤食物，引起尿酸升高，无法完全排出体外，而导致高尿酸血症，从而诱发痛风。

（3）肥胖：肥胖会引起体内胰岛素抵抗，从而引发一系列的代谢性疾病。目前，许多儿童因为学业压力，或者沉迷手机游戏，运动时间减少，肥胖情况日益严重，使得儿童痛风发作日渐增多。

6.年轻人会得痛风吗?

根据世界卫生组织2020年制定的标准,青年是指18～44岁人群。我们都知道,痛风的高发人群是中青年,但痛风并不是中青年人群的"专利"。近年来,痛风的发病率逐年上升,且出现低龄化、年轻化趋势,严重危害了青年人的身心健康。

目前认为痛风年轻化主要可以归因于年轻人的不良生活方式和饮食习惯:①生活不规律,熬夜、压力大,经常感觉到疲劳。在1990年出生后的人群中,31%的人有晚睡习惯,60%以上觉得睡眠不足,只有5%的人认为能很好地享受睡眠。电子产品、夜间经济的出现,导致越来越多的人开始习惯晚睡。②缺乏运动,体重超标。③饮食不规律,饱一顿、饥一顿,大鱼大肉,饮食不均衡。喜好各类油炸快餐、海鲜、浓肉汤、动物内脏。目前认为饮食方面不规律导致尿酸代谢受到影响,主要是因为胰岛素分泌节奏被打乱,造成肝脏生物代谢紊乱,使原本作为能量消耗的物质变成脂肪囤积在脏器周围。④饮水少,喜好各类高糖饮料。这里我们需要明白一点,所谓"高糖"是指果糖的含量高,果糖在肝脏代谢时会消耗大量的ATP,增加了嘌呤代谢的原材料,从而提高了体内的尿酸水平。

其背后的机制包括:①游离脂肪酸增加时,会导致5-磷酸核糖向5-磷酸核糖-焦磷酸进行的合成亢进,从而造成尿酸合成增加。②肥胖患者一般合并有胰岛素抵抗,而高水平的胰岛素可刺激H^+的排泄,与此同时,尿酸的重吸收增加。③交感神经系统的激活会导致乳酸增加,可以竞争性抑制肾小管的尿酸排泄。

众所周知,痛风是一种慢性疾病,需要通过长期饮食调整和正确的生活方式来控制尿酸水平。对年轻人而言,低嘌呤饮食和正确的生活方式似乎是大部分人没有做到的事情,而这些不良的习惯会导致痛风的再次发作。痛风最严重的是并发症,会严重降低我们的生活质量,减少寿命。因此,我们必须养成一种健康的生活方式。

7.体形苗条的人会得痛风吗？

从前文中我们已经知道，肥胖人群是痛风的高发人群。那体形苗条的人会得痛风吗？通过以下知识即可获得答案。

第一，我们需要认识一个可以科学描述体重是否超标的指标——体重指数（BMI），BMI（kg/m^2）=体重（kg）/［身高（m）］^{2}。BMI是目前最简单、应用最广泛的评估肥胖的指标。对于我们亚洲群体，不同体重分类及其代表的BMI范围分别为：低体重（BMI＜18.0 kg/m^2）、正常体重（18.0 kg/m^2≤BMI＜23.9 kg/m^2）、超重（24 kg/m^2≤BMI＜27.9 kg/m^2）和肥胖（BMI≥28 kg/m^2）。我们标题中所提到的体形苗条的人，是指BMI＜18.0 kg/m^2的人群。

第二，我们需要知道，痛风发病的相关因素主要有饮食和遗传两方面。低体重的人群相对于体重指数高的人群，在饮食方面的危险因素会比较少。但是，低体重人群仍然有发病的可能，只是发病概率较低而已。

8.女性会得痛风吗？

女性会得痛风吗？答案是肯定的。女性只是相对于男性而言痛风的发病率更低而已，并不意味着女性没有患病的可能。以下几类女性人群需要特别注意。

（1）绝经后女性是女性人群患痛风的高危人群。前文有说到，雌激素有促进尿酸排泄的作用，绝经后女性体内的雌激素水平下降，使得这种天然保护机制丧失，患痛风概率上升。

（2）进补过盛女性。长期进食高嘌呤食物会导致体内尿酸水平上升，诱发痛风发作。高嘌呤饮食是痛风发作的一个非常重要的原因。

（3）有痛风家族病史的女性，需要特别注意。

（4）患有某些疾病或使用某些药物的女性。一些疾病和药物会导致尿酸生成增多或尿酸排出减少，从而导致血尿酸水平升高。

9.痛风为什么容易盯上男性？

男性痛风高发的原因有以下几点。

（1）相对于男性而言，高雌激素水平是女性的一种自然保护屏障。目前研究认为雌激素能促进尿酸排泄，因而女性的尿酸水平在女性绝经前会低于男性尿酸水平。

（2）饮酒能升高尿酸水平引起痛风，而男性的饮酒比例、饮酒量明显高于女性，特别是啤酒的饮用量，而啤酒中含有大量的嘌呤。

（3）食用高嘌呤的食物是引发痛风的一个主要原因。在饮食方面，男性因社会角色原因会比女性多参加各类"酒局""饭局"，肉类、海鲜的摄入会明显高于女性。

（4）男性在体重方面控制不佳。中年男性肥胖比例高，这使得中年男性成为痛风发作的主要人群，而女性在身材体重方面控制更严格。

 痛风的危险因素

1.导致痛风的危险因素有哪些？

（1）饮食：饮食问题是痛风的一个高危因素。食用过多红肉、动物内脏、含果糖饮料、贝类等高嘌呤食物会引起血尿酸水平升高，从而导致痛风发病率增加。

（2）饮酒：酒精摄入量的增加会导致痛风发病风险的增加。酒中含有大量的嘌呤，在体内代谢后升高血尿酸的水平。

（3）饮水量：水是生命之源，具有促进机体代谢、维持酸碱平衡等功能。有研究认为每日饮水量<1000 mL是痛风的危险因素。当饮水量减少时，体内代谢水平会减慢，导致机体内尿酸排泄减少，血尿酸水平升高。

（4）年龄、性别：痛风患病率随年龄增加而升高。痛风的患病率有性别差异，男性痛风风险随年龄增长稳步上升，女性痛风患病率在绝经期前低于男性，绝经期后迅速上升。

（5）低温工作环境：环境温度≤17 ℃为痛风的危险因素，有文献推测可能由于机体处于低温环境时，会激发自我保护机制，收缩机体血管，减少散热，但这一机制会导致机体代谢率降低，尿酸排泄减少，血尿酸水平升高，增加痛风和高尿酸血症的患病风险。

2.哪些药物容易诱发痛风？

日常生活中，除了高嘌呤饮食和饮酒，药物导致高尿酸血症和痛风也越来越普遍。长期服用一些药物可导致尿酸的内源性产生增加、肾脏对尿酸的重吸收增加或对尿酸的排泄减少。

（1）利尿剂：如噻嗪类利尿剂、袢利尿剂等。

（2）抗结核药物：①乙胺丁醇：使用乙胺丁醇治疗时，会使患者尿酸排泄显著降低，不仅导致高尿酸血症，还会导致痛风性关节炎。②吡嗪酰胺：使用剂量为300 mg/d时，可使肾脏对尿酸清除率降低80%以上。

（3）抗帕金森药物：如左旋多巴。

（4）阿司匹林：服用小剂量（75～300 mg/d）的阿司匹林时，痛风和高尿酸血症患病风险也会增加。

（5）细胞毒性化疗药物：使用细胞毒性药物化疗时，可能会导致肿瘤细胞破裂，从而导致细胞死亡数量急剧增高，嘌呤降解增加，从而引起血尿酸升高。

（6）免疫抑制剂：如他克莫司、环孢素、硫唑嘌呤等。

（7）非葡萄糖碳水化合物：如全肠外营养时，使用果糖、甘油、山梨醇和木糖醇等。

（8）乳酸：健康人输注乳酸可使尿酸盐肾清除率降低70%～80%，

痛和功能受限等。大关节受累时可伴有关节积液，以及头痛、发热等全身症状，白细胞计数增高。病程常在2周内自然缓解。

（2）慢性痛风性关节炎。痛风患者未经治疗或治疗不佳，关节炎反复发作会逐渐进展为慢性痛风性关节炎。表现为关节炎发作更频繁，持续时间更长，甚至在发作之后不能完全缓解，受累关节也逐渐增多，逐渐进展为慢性、双侧受累、多发性关节炎。

（3）痛风石。痛风患者未经治疗，约70%的患者在首发症状出现20年后可出现痛风石，常出现于第一跖趾、耳廓、前臂伸面、指关节、肘关节等部位。痛风石可小如芝麻，也可大如鸡蛋或更大，受挤压后可破溃或形成瘘管，有白色豆腐渣样物排出。

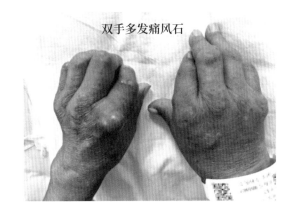

双手多发痛风石

此外，尿酸盐沉积在肾脏还可导致慢性尿酸性肾病、急性尿酸性肾病和尿酸性肾石症等。

（4）慢性尿酸性肾病。慢性尿酸性肾病是由于血尿酸水平长期升高，大量尿酸结晶沉积于肾间质，引起慢性间质性肾炎和肾间质纤维化。慢性尿酸性肾病主要表现为夜尿增多、低比重尿、小分子蛋白尿或肾小球滤过率下降。这类患者也常合并高血压、动脉硬化、肾结石、尿路感染等。慢性尿酸性肾病一般发展较慢，进展至终末期肾病需10~20年。

（5）急性尿酸性肾病。急性尿酸性肾病是由于过量的尿酸盐结晶广泛在肾小管引起的急性肾损伤。急性尿酸性肾病主要表现为血尿酸显著升高至900 μmol/L以上，伴少尿、无尿等症状。

（6）尿酸性肾石症。痛风患者未经有效降尿酸治疗，肾石症的发病率约为20%，比无痛风史的患者高数百倍。尿酸性肾石症主要表现为腰痛和血尿；引起急性梗阻时可表现为发热、少尿、无尿、肾积水和血肌酐升高等急性肾损伤症状；引起慢性梗阻时可表现为肾积水、肾实质萎缩，甚至发展成终末期肾病。

2.痛风会导致关节畸形吗？

痛风反复发作，迁延不愈就会导致关节畸形！

患者首次发病时，主要表现为受累关节及其周围组织的红、肿、热，同时伴剧烈疼痛，这些症状常在2周内自然缓解。但很多患者由于未予重视，血尿酸长期、持续升高，受累关节越来越多，疼痛时间越来越长，发作次数越来越频繁，对药物治疗的反应变差，逐渐进展为慢性、双侧受累、多发性关节炎，炎症引起关节骨质侵蚀缺损及周围组织纤维化，导致关节僵硬、关节畸形和功能受限。

3.痛风可以引起全身关节疼痛吗？

痛风初次发病常突发于下肢单关节，很少引起全身关节的疼痛。

在整个病程中，约90%患者会有足第一跖趾关节受累，50%以上的患者首发于该关节。痛风发作也可累及其他关节，如踝、膝、指、腕、肘关节等，较少累及肩、髋、脊椎关节等。痛风发作时，受累关节及周围组织出现明显的红、肿、热伴剧烈疼痛。大关节受累时可有关节渗液，并同时伴有头痛、发热等全身症状，且白细胞计数增高。痛风患者初次发病可在数天或1~2周内自然缓解。但是，若痛风早期患者未进行有效治疗，则有可能逐渐发展为全身多部位的关节疼痛，并且带来关节活动受限、关节畸形和肾功能不全等严重危害。

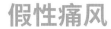

假性痛风

1.假性痛风及其临床表现

痛风最为典型的临床症状就是关节出现红肿剧痛。但是，很多人都不了解的是，有一种疾病跟痛风非常的相似，经常容易被混淆，称之为假性痛风。那么，什么是假性痛风呢？

假性痛风是由于二羟焦磷酸钙结晶沉积于肌腱、韧带、关节囊、滑膜及软骨所引起的一种疾病，又称二羟焦磷酸钙沉积病。其发病可能与遗传、外伤、代谢障碍等因素有关。

假性痛风常有哪些临床表现呢？假性痛风多见于老年人，在80岁以上的人群中患病率可达40%。主要累及膝关节，其次为髋、肩、肘、踝、腕和掌指关节，也可以涉及手的小关节。其表现酷似痛风，通常急性起病，受累关节红、肿、热、痛，关节腔内常有积液形成。除此之外，还会导致关节软骨钙化及关节退化。

2.如何区分痛风与假性痛风？

	痛风	假性痛风
部位	好发于四肢小关节，如跖趾、踝、膝、指、腕、肘关节等	好发于大关节，如膝、肩、髋关节等
疼痛程度	剧烈	较轻
尿酸水平	发作之前或发作时必然增高	正常或稍高
关节液检查	尿酸盐结晶	焦磷酸钙结晶
X线表现	急性表现为软组织肿胀；慢性表现为关节软骨缘破坏、关节面不规则、关节间隙狭窄；痛风石沉积表现为骨质呈凿孔样缺损，边缘锐利，可有骨质增生反应	表现为关节软骨呈点状或线状钙化斑

痛风的危害

1.痛风容易引起哪些并发症?

（1）关节僵硬和关节畸形。关节僵硬和关节畸形是痛风的最主要并发症。痛风石和痛风性关节炎反复发作，关节骨质侵蚀缺损及周围组织逐渐纤维化，导致关节僵硬、畸形和功能受限。

（2）形成瘘管。在关节附近易磨损处形成痛风石，表皮菲薄，容易在受挤压后破溃形成瘘管，排出内含尿酸盐结晶的白色豆腐渣样物。此外，瘘管周围组织还可形成慢性炎症性肉芽肿，不易愈合。

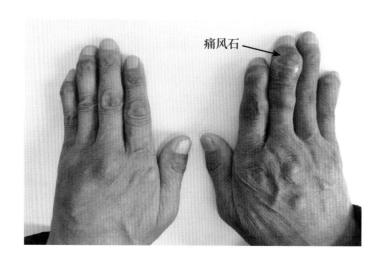

痛风石

（3）尿路感染。尿酸盐结晶广泛沉积阻塞肾小管腔，或形成尿酸性肾结石阻塞输尿管，导致尿路梗阻，继而发生尿路感染。

（4）肾衰竭。尿酸盐沉积在肾脏可导致慢性尿酸性肾病、急性尿酸性肾病和尿酸性肾石症等，这些疾病进展到一定程度可导致肾衰竭的发生。因此，我们对痛风应该做到早发现、早诊断、早治疗，避免其并发症的发生。

2.痛风为什么会对肾脏造成危害?

（1）血尿酸水平长期升高会损害肾功能：一方面，尿酸盐沉积在肾脏会引起慢性尿酸性肾病、急性尿酸性肾病和尿酸性肾石症；另一方面，当患者合并肾脏疾病后又会影响尿酸的排泄，导致血尿酸水平更高，形成恶性循环，进一步加重肾脏疾病。

（2）痛风引发慢性肾衰竭的原因：①慢性尿酸性肾病进展到晚期时，肾小球滤过率下降，出现氮质血症，甚至尿毒症。②当尿酸性肾石症引起慢性梗阻时，导致肾积水、肾实质萎缩，甚至终末期肾病。③痛风患者合并高血压、动脉硬化、尿路结石、尿路感染等疾病时也可导致慢性肾衰竭。

（3）痛风引发急性肾衰竭的原因：①大量尿酸盐结晶阻塞肾小管腔引起急性尿酸性肾病后，可产生急性肾衰竭症状。②当尿酸性肾结石较大时，不能随尿液排出，引起急性梗阻，可导致急性肾衰竭。

3.痛风为何会引起尿酸性肾结石?

当尿液中尿酸溶解度下降或者饱和度升高时，有可能形成尿酸性肾结石。尿酸性肾结石常表现为腰痛和血尿；当尿酸性肾结石引起急性尿路梗阻时表现为发热、少尿、无尿、肾积水、血肌酐升高等；当尿酸性肾结石引起慢性尿路梗阻则表现为肾积水和肾实质萎缩，甚至逐渐发展为尿毒症。

痛风患者形成尿酸性肾结石的危险因素主要包括持续性酸性尿、低尿量和酸尿排泄增多。①持续性酸性尿是形成尿酸性肾结石的最重要的机制，长期腹泻、剧烈运动及高动物蛋白饮食后易导致尿液酸性升高，在酸性条件下容易导致尿酸沉积；②由于尿酸的溶解度是有限的，当每日尿量<2000 mL及任何形式的尿量减少（如大量出汗、慢性腹泻等），可能会导致肾结石的形成；③各种遗传因素与环境因素的改变均会增加尿液尿

酸的排泄，当尿液中尿酸排泄超过700 mg/d即为酸尿排泄增多。酸尿排泄增多伴持续性酸性尿时容易导致尿酸性肾结石的产生。

此外，研究发现ZNF365基因、代谢综合征与尿酸性肾结石形成也密切相关。

4.痛风合并肝病需要注意什么？

越来越多的证据表明，高血尿酸水平与非酒精性脂肪性肝病的发生和发展密切相关。高尿酸血症和非酒精性脂肪性肝病两者的危险因素非常相近。高尿酸血症会显著增加非酒精性脂肪性肝病的发病风险，非酒精性脂肪性肝病又反过来增加高尿酸血症的发病风险。从理论上来看，脂肪肝形成的过程中尿酸的合成增加，使患者易并发痛风，而尿酸亦可促进脂蛋白的氧化和炎症。两者互为因果，互相促进对方发生和发展，构成恶性循环。同时，高尿酸血症是痛风发病的首要因素。因此，在治疗痛风时，往往需要同时进行肝病的治疗。

（1）痛风合并肝病的患者，大部分都没有特别的症状，一般都是在体检时发现，只有轻微的肝功能异常。

（2）大部分脂肪肝患者不需要药物治疗，在注意饮食、控制体重、加强运动等一系列生活习惯的改变下，脂肪肝会得到一定程度的缓解。对于有脂肪肝的患者，一定要定期复查彩超和肝功能，关注病情变化。

（3）痛风合并肝病的患者在用药时必须遵循医师的指导。痛风患者经常使用的非甾体抗炎药和降尿酸药物，都是经过肝脏代谢。因此，痛风合并肝病的患者在使用这些药物的时候，必须遵医嘱，并定期复查肝功能，提早发现肝功能的变化。

痛风合并肝病患者除注意饮食、控制体重、加强运动、规律使用降尿酸药物外，应该额外重点关注肝功能的情况。肝炎患者应关注各项抗体变化，以及腹胀、腹水等相关临床表现。

痛风的诊断和鉴别诊断

1.痛风如何诊断?

目前,推荐采用2015年ACR和EULAR共同制定的痛风分类标准。

(1)适用标准(满足此标准才能适用下面2条标准):至少1次外周关节或滑囊疼痛、肿胀或压痛发作。

(2)充分标准(如满足此条标准,可确诊痛风,不需要进行步骤3评估):在有症状的关节或滑囊,或者痛风石中检查发现痛风结晶。

(3)分类标准(在不能满足充分标准时适用):积分≥8分可诊断痛风。

2015年ACR最新痛风诊断量化赋分建议

项目	标准	分类	得分
临床表现	受累关节部位和数目	踝关节/足中段(单关节或寡关节)	1
		第一跖趾关节(单关节或寡关节)	2
	特异性症状数目(个)(红肿、明显疼痛、活动受限)	1个	1
		2个	2
		3个	3
	典型发作次数(符合2~3条为典型发作:①疼痛高峰时间<24小时;②症状缓解时间<14天;③间歇期)	单次典型发作	1
		多次典型发作	2
	痛风石	有	4
实验室指标	血尿酸水平(未使用降尿酸药物;急性发作4周后任意时间的最高值)	360~479 μmol/L	2
		480~599 μmol/L	3
		≥600 μmol/L	4
影像学	超声或双能CT发现尿酸盐沉积	有	4
	X线显示痛风骨侵蚀表现	有	4

2.痛风患者要做哪些检查?

痛风患者应当定期检查血尿酸、肾功能等指标。由于痛风常常与肥胖、高脂血症、糖尿病、高血压或者心脑血管疾病同时存在，当发现血尿酸升高时，不能单单只查血尿酸等，而应该做比较全面的检查。

（1）一般状况：测量体温、脉搏、呼吸、血压、身高、体重及腰围，计算BMI。

（2）基本体格检查：关节查体，耳廓、皮下查体，腹部、下肢查体。

（3）辅助检查

1）血尿酸：急性发作期绝大多数患者血尿酸含量升高。一般采用尿酸氧化酶法测定，男性420 μmol/L，女性＞360 μmol/L，具有诊断价值。

2）尿液尿酸：在无嘌呤饮食及未服影响尿酸排泄药物的情况下，正常男性成人24小时尿液尿酸总量≤3.54 mmol/24 h（600 mg/24 h）。原发性痛风患者90%尿酸排出＜3.54 mmol/24 h。故尿液尿酸排泄正常，不能排除痛风，而尿液尿酸＞750 mg/24 h，提示尿酸产生过多，尤其是非肾源性继发性痛风，血尿酸升高，尿液尿酸亦同时明显升高。

3）X线检查：急性关节炎仅表现为软组织的肿胀，关节影像学正常。随着病情的进展，与痛风石邻近的骨质可出现不规则或分叶状的缺损，边缘呈翘状突起；关节软骨缘破坏，关节面不规则。进入慢性关节炎期可见关节间隙变窄，软骨下骨质有不规则或半圆形的穿凿样缺损，边缘锐利，缺损边缘骨质可有增生反应。此外，利用双能CT骨密度测量仪可早期发现受累关节的骨密度改变，并可作为痛风性关节炎诊断与病情观察的评价指标。单纯的尿酸性结石可透过X线，其诊断有赖于静脉肾盂造影。混有钙盐者，行腹部X线检查时可被发现。

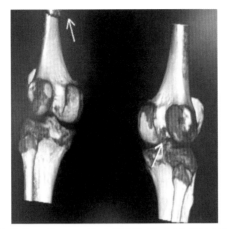

膝关节双能CT，箭头所指绿色为尿酸盐结晶

4）穿刺检查：急性痛风性关节炎发作时，肿胀关节腔内可有积液，以注射针抽取滑囊液检查，具有极其重要的诊断意义。滑囊液的白细胞计数一般在（1~7）×10^9/L，主要为分叶核粒细胞。无论接受治疗与否，绝大多数间歇期的患者进行关节滑囊液检查，仍可见尿酸钠晶体。

5）由于痛风是高血压、糖尿病、高脂血症、代谢综合征等多种疾病的危险因素，因此血压、血糖、血脂等也需要纳入检查项目。

总之，对于痛风患者来说，血标本（尿酸、总胆固醇、甘油三酯和血糖），尿标本（尿比重、蛋白、红细胞、白细胞、尿酸排泄率），肝脏、肾脏B超，关节X线检查，必要时的关节镜检查和关节液分析，以及心电图等均是全面评估痛风患者所需要的实验室检查。医师会根据上述结果对患者进行评估诊断，进而决定下一步疾病管理方案。

3.原发性痛风与继发性痛风有什么区别？

原发性痛风是在病因不清的情况下出现的痛风，有一定的家族遗传性，约20%的患者有阳性家族史。

继发性痛风是继一些疾病后出现的高尿酸血症，尿酸盐结晶沉积（痛风石）所致的特征性急慢性关节炎。除慢性肾衰竭所致的继发性痛风起病缓慢外，多数起病较快，病情严重，并且肾脏受累多见，甚至会发生急性肾衰竭。哪些原因会引起继发性痛风呢？任何继发性高尿酸血症均可引起继发性痛风，最常见的病因有6个方面。

（1）细胞过量破坏性疾病，如溶血、烧伤、外伤、化疗、放疗、过量运动等，均可使体内尿酸生成过多，继而出现痛风。

（2）细胞增殖，如白血病、淋巴瘤、骨髓瘤、红细胞增多症等，可能导致尿酸生成过多，从而继发痛风，还可能发生尿酸性肾病、肾功能不全。

（3）普通人高嘌呤饮食或过量饮酒都可能造成尿酸生成过多。

（4）肾脏排泄尿酸减少，如肾衰竭、酮症酸中毒、铅中毒伴肾脏病变者会出现肾脏排泄尿酸减少的情况。尿酸排泄减少，则可继发痛风。

（5）各种原因引起的酸中毒。当乳酸或酮酸浓度增高时，肾小管对尿酸的排泄受到竞争性抑制而排出减少，均能导致高尿酸血症，诱发急性痛风性关节炎。

（6）药物，如氢氯噻嗪、水杨酸类、吡嗪酰胺等，可造成尿酸排泄减少，从而继发痛风。

4.痛风与类风湿关节炎有什么区别？

痛风是因关节内结晶沉积而导致关节剧痛和发炎的一种疾病。这些结晶的生成是由于血中嘌呤代谢产物血尿酸浓度异常增高，超过肾脏排泄能力所致。痛风是一种嘌呤代谢紊乱所引起的以关节、结缔组织和肾脏的炎性变化为主的代谢性疾病，常见于40岁以上的男性。痛风最常侵犯第一跖趾关节，但也常见于足的其他部位、膝关节、腕关节、手指关节和肘关节。常表现为夜间突然发作，剧烈疼痛，多见于高嘌呤饮食后。在急性发作期常表现为关节疼痛、红肿，很容易误诊为类风湿关节炎。治疗上以抗炎缓解疼痛（秋水仙碱、非甾体抗炎药、糖皮质激素），降低血尿酸水平

（抑制尿酸合成、促进尿酸排泄）为主。

类风湿关节炎是一种以关节病变为主的、全身性的慢性自身免疫性疾病。虽不属于遗传性疾病，但可能与遗传因素有关，多发生于40岁左右女性。早期症状多为关节疼痛、肿胀、晨僵、活动不便，时轻时重，反复发作，迁延不愈，常遗留骨关节强直畸形，是一种慢性顽症。病因不清楚，与多种综合因素作用相关。如不及时治疗则几乎所有内脏器官都会受累：全关节可发生破坏性病变，引起关节畸形、强直，双手呈鸡爪状、功能丧失，甚至瘫痪，骨和骨骼肌萎缩，还常常伴有关节外的症状。化验可见类风湿因子阳性。治疗上以抗炎、调整免疫调节为主。

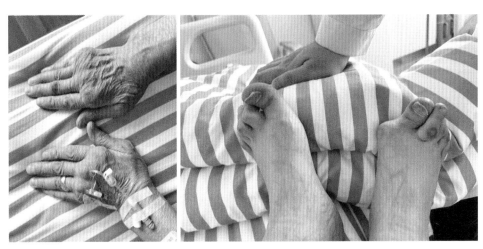

类风湿关节炎患者的手和脚：变形的关节

5.痛风与骨关节炎有什么区别？

骨关节炎是一种以关节软骨损害为主，并累及整个关节组织的最常见的关节疾病，最终发生关节软骨退变、纤维化、断裂、溃疡及整个关节面的损害。一般起病隐匿，进展缓慢，主要表现为受累关节及其周围疼痛、压痛、僵硬、肿胀、关节骨性肥大及功能障碍，临床表现随受累关节而异，疼痛多发生于活动以后，休息可以缓解。本病好发于中老年人，患者的血尿酸水平不高。而高尿酸血症所导致的急性痛风性关节炎中青年男性多见，常常首发于第一跖趾关节，或踝、膝等关节，起病急骤，24小时内发展至高峰。

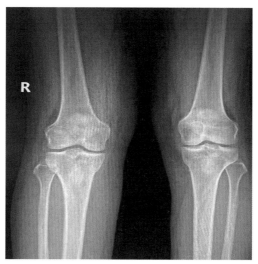

骨关节炎X线片，显示关节间隙变窄，软骨下骨硬化，关节边缘骨赘形成

6.痛风与化脓性关节炎有什么区别?

痛风和化脓性关节炎均会引起关节疼痛，但是二者之间是有区别的。主要表现在致病因素、好发部位、实验室检查、影像学检查及治疗方面。

化脓性关节炎是由化脓性细菌所引起的关节内感染，致病菌为金黄色葡萄球菌，血行性感染较多见。该病好发于小儿，最常受累部位是髋关节和膝关节。一般起病急，伴寒战、高热、全身不适、食欲下降，白细胞计数增高，血培养可呈阳性，受累关节剧痛、肿胀，活动受限，浅表关节可能有波动感。诊断主要根据病史、临床症状及体征，疑有血源性化脓性关节炎的患者应做血液及关节液细菌培养及药物敏感试验。X线检查仅见关节肿胀；稍晚可有骨质脱钙，因软骨及骨质破坏而有关节间隙狭窄；晚期可发生关节骨性或纤维强硬及畸形等，有新骨增生现象，但死骨形成较少。治疗方面一般包括患肢制动、大剂量抗生素，以及必要时的手术引流。痛风性关节炎常在饮酒或高嘌呤饮食后出现急性关节红肿热痛，以足趾第一跖趾关节多见，手腕和膝关节也可以受累，病变呈自限性，但经常复发。晚期可出现关节畸形，皮肤破溃，常有白色乳酪状分泌物流出。

7.痛风与创伤性关节炎有什么区别？

痛风和创伤性关节炎均会引起急性关节疼痛，二者之间的区别主要体现在致病因素、病理改变、好发部位、实验室检查、影像学检查及治疗方面。

创伤性关节炎又称外伤性关节炎、损伤性骨关节炎，它是由创伤引起的，以关节软骨的退化变性和继发的软骨增生、骨化为主要病理变化，以关节疼痛、活动功能障碍为主要临床表现的一种疾病。该病患者有明确受伤史。任何年龄组均可发病，但以青壮年多见，多发于创伤后、承重失衡及活动负重过度的关节。实验室检查血尿酸水平正常，没有特异性的指标。X线检查可见关节间隙变窄、软骨下关节面硬化、关节边缘有程度不等的骨刺形成，晚期可出现关节面不整，骨端变形，关节内有游离体。治疗方面主要包括药物治疗和手术治疗，药物治疗主要以消炎镇痛为主，必要时需要手术治疗。

 ## 社区医师如何管理痛风患者？

1.易患人群应该在体检中关注哪些项目？

痛风易患人群是指容易患痛风的人群，这类人群主要包括：有痛风家族史者、老年男性和绝经期后女性、肥胖且不爱运动者、喜食高嘌呤食物者（长期大量进食肉类、海鲜等）、长期酗酒者、从事脑力劳动而久坐不动且缺乏运动者、患有"三高"和肾脏疾病者。

根据痛风的发病危险因素，易患人群体检时需要重点关注：血压、身高、体重、腰围、BMI；关节及下肢查体，耳廓、皮下查体；血液检验（尿酸、总胆固醇、甘油三酯、血糖、肾功能），尿液检查（尿比重、蛋白、红细胞、白细胞、尿酸排泄率）；肝脏、肾脏B超，关节X线；老年患者要多关注肿瘤标志物。

2.痛风患者随访时需要给医师提供哪些资料？

随着痛风患病率的逐年升高，有研究显示，定期随访可以降低痛风急性发作次数及再住院率。那么，痛风患者随访时需要给医师提供哪些资料呢？

痛风患者需要提供以下资料：①基本情况：包括既往史、家族史等，以及是否伴发高血压/缺血性心脏病、糖尿病/糖耐量异常、肿瘤/血液系统疾病、其他慢性疾病（如肺结核等）。②最近症状及近期血尿酸水平的变化：初次就诊医师应询问完整病史；常规就诊者应询问最近1个月的情况；因病情变化来就诊者，应询问最近1周情况。③生活方式资料：包括饮酒史、饮食习惯、生活习惯等。④目前所用药物、既往曾用药物；既往并发症及治疗情况；过敏史，特别是药物过敏史。

医师会根据患者病史及血尿酸水平等辅助检查进行综合评估，对患者进行分类，以便后续进行针对性处理。

3.痛风患者为什么需要经常复查？

（1）没有痛风石的患者，要把血尿酸降低到360 μmol/L以下，而有痛风石的患者则要降到300 μmol/L以下。只有随时掌握自身尿酸值情况，才能更好地控制饮食，调整运动时间和日常作息。

（2）目前痛风患者常用的降尿酸药有抑制尿酸生成（如别嘌醇、非布司他）和促进尿酸排泄（如苯溴马隆）2种。这些药物均通过肝脏、肾脏代谢，而且由于尿酸过高导致尿酸盐形成的肾结石也会影响肾功能。因此，痛风患者需要定期检查尿酸及肝肾功能，让医师通过了解身体的变化情况，确定药物是否有效，是否损害了肝肾功能，是否需要换药、停药。

4.痛风患者应该多久检测一次尿酸水平?

痛风患者监测血尿酸的频率需根据自身身体情况来定。①对于单纯的痛风性关节炎患者：病情控制平稳后，前3个月每月检测1次；之后每3个月检测1次，视检测结果动态调整随访时间。②对于痛风合并其他慢性病的患者：病情控制平稳后，每3个月检测1次。③对于单纯高尿酸血症患者，无痛风发作史，也未发现相关危险因素，需要根据血尿酸水平决定检测次数：若血尿酸≥600 μmol/L，则需要每3个月检测1次；若血尿酸＜600 μmol/L，则每半年检测1次即可。随访时要注意交代患者控制危险因素，水化、碱化尿液，做好健康宣教。

5.痛风患者需要经常检测哪些指标?

痛风患者需要监测的指标包括：血尿酸、血压、血糖、甘油三酯、总胆固醇、谷丙转氨酶、谷草转氨酶、血肌酐、尿素氮等生化指标。如患者处于疾病的缓解期或慢性期，条件允许，可每日检测血压、血糖，也可3～5天检测1次血压、血糖，因为这2项指标的检测相对容易实现。对于甘油三酯、总胆固醇、谷丙转氨酶、谷草转氨酶、血肌酐、尿素氮等生化指标，需要采集空腹血液，这些指标可以每半个月至1个月检测1次。如果患者处于痛风急性期，对血尿酸等的监测则更为严格，应每3～5天检测1次。

6.社区医师在什么情况下应该将痛风患者及时转诊到专科治疗？

（1）明确诊断痛风性关节炎或正在发作的急性关节症状的患者：①急性发作累及大关节、多关节，或伴有发热等明显全身症状者。②经治疗24小时后关节症状改善＜50%者，为疗效不佳。③明确诊断痛风性关节炎且非急性期的患者，建议由上级医院专科医师选择合适的降尿酸药物并启动降尿酸治疗，待方案确定后再由基层医师进行长期监测、随访。

（2）合并其他慢性病、系统性疾病或因此服用影响尿酸代谢的药物的痛风或高尿酸血症患者：①伴发高血压、糖尿病（也包括乳酸酸中毒、糖尿病酮症酸中毒等急症）等代谢性疾病和缺血性心脏病等其他慢性病，且危险因素控制不佳。②各类肾脏疾病所致的肾功能不全或部分肾小管疾病，存在血液系统疾病（如急慢性白血病、红细胞增多症、多发性骨髓瘤、溶血性贫血、淋巴瘤）、恶性肿瘤患者或正在接受癌症化疗的患者，基层医师可在进行增加饮水量、适当碱化尿液的初步处理后建议转诊。③正在服用影响尿酸代谢药物的患者，基层医师可在条件允许下尝试调整药物或尽量避免应用，但如尿酸水平、痛风关节症状控制不佳，应建议转诊。

（3）特殊类型的痛风或高尿酸血症患者：①青少年甚至儿童起病的痛风或高尿酸血症患者。②绝经前女性痛风或高尿酸血症患者。③有明确家族遗传史、高度怀疑遗传性疾病所致痛风或高尿酸血症的患者。

（4）通过基层医疗机构初步评估未发现明确继发因素的单纯无症状高尿酸血症患者，如血尿酸≥600 μmol/L，应转诊以进一步除外继发因素。高龄患者建议定期筛查肿瘤、监测肾功能。目前国内外指南均明确指出，对于无症状高尿酸血症患者接受降尿酸治疗的指征尚缺乏高级别循证证据。建议对于单纯的无症状高尿酸血症患者，基层医师不启动降尿酸治疗，应转诊上级医院，明确病因、治疗方案和治疗目标后转回基层医疗卫生机构长期随访。

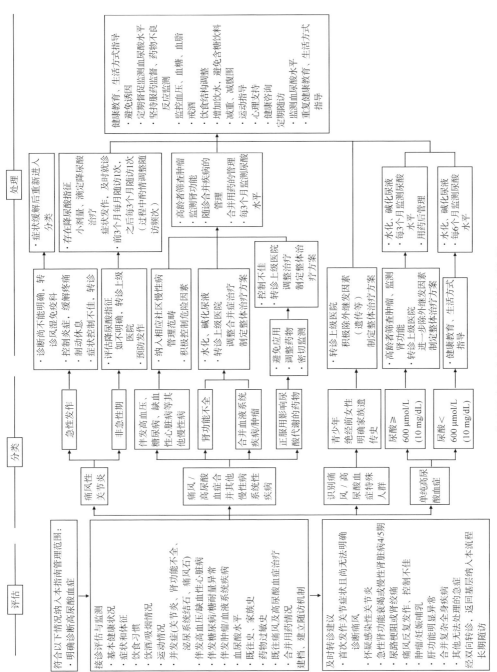

痛风及高尿酸血症的基层管理流程

如居民因典型急性痛风性关节炎症状就诊，对于存在及时转诊指征，但无明确合并肾功能不全及心脑血管疾病、无明确药物使用禁忌证的患者，可先予以非甾体抗炎药、秋水仙碱（如既往曾用秋水仙碱可迅速缓解症状）等抗炎治疗，控制关节肿痛症状，再转诊上级医院。

7.社区医师能帮痛风患者做些什么？

社区医师可以承担确诊高尿酸血症居民的综合管理、危险因素去除（主要指社区可干预的因素）和预防教育、急性痛风及其他并发症的发现和初步处理等工作。对于难以控制的痛风急性发作和重症痛风或高尿酸血症出现急慢性并发症者，要负责及时转诊上级医院。而对于评估无异常发现者，指无基础疾病及危险因素，健康查体无异常发现，生活习惯良好的居民，密切随诊，监测血尿酸水平。

（1）综合管理。①管理对象：经至少2次正规实验室指标明确诊断为高尿酸血症的社区居民；曾有痛风发作的社区居民。②对高尿酸血症居民进行健康评估。③建立健康档案，规范管理。

（2）去除危险因素：①饮酒；②肥胖；③不良饮食习惯；④不良生活习惯；⑤高血压、糖尿病等慢病管理。

（3）健康教育：①低嘌呤均衡饮食，控制热量，多饮水（每日饮水量>2000 mL）；②戒酒；③控制体重，减小腹围；④血压、血糖、血脂等危险因素的控制；⑤避免使用使尿酸升高的药物。

（4）典型急性痛风及其他并发症的发现：①伴发高血压、糖尿病等慢性疾病；②肾功能不全；③合并血液系统疾病或肿瘤；④正在服影响尿酸代谢的药物。

（5）一般处理：①卧床休息；②患肢制动；③局部冷敷；④尽早（越早使用镇痛效果越好）给予药物控制炎症；⑤社区医师不能控制时，及时转诊。

痛风患者如何进行生活方式管理?

1.痛风患者应该如何减重?

长期坚持运动不仅可以使痛风患者减轻体重,保持身材,还可以降低血尿酸水平。但是,对痛风患者而言,在减重方式的选择上一定要慎重,错误的方式不仅不能达到目标,还会加重患者的病情。痛风患者通过合理运动,不仅能增强体质、增强机体防御能力,对减缓关节疼痛、防止关节挛缩及肌肉萎缩也大有益处。

就如同前文中提到的,痛风患者运动时需要选择轻柔的有氧运动,将心率控制在合适的范围以内,避免剧烈运动,避免无氧运动。在减重的长期过程中,也需要保持饮水量,水可以促进体内尿酸的排泄,从而降低尿酸水平。

减重是一个长期的过程,对于痛风患者更是这样。不追求眼前的成功,坚持就是胜利。

2.痛风患者在减重时需要注意什么?

(1)避免大量出汗。大量出汗会使得尿量减少,导致尿酸随尿液排泄减少,从而引起血尿酸水平上升。出汗量大时,需要及时饮水,补充水分。

(2)避免高强度运动。高强度运动会引起肌肉的无氧代谢,此时酸性代谢产物进入血液,从而导致体内尿酸水平上升,竞争性抑制尿酸的排泄。

3.痛风患者在运动时需要注意什么?

痛风患者能不能运动?应该做什么运动?应该怎么样运动?一直是

患者和家属很关注的问题。

我们都知道运动有很多好处：消耗热量，控制体重；降血糖，降血压，降血脂；提高机体的氧含量。体重超标、高血糖、高血脂、高血压都是痛风患者需要注意的方面。所以运动对痛风患者是有益的。但"过犹不及"，运动也是一样。对痛风患者而言，适量的有氧运动可以帮助患者控制血尿酸水平，但是过量运动反而会适得其反。

目前的研究认为，在进行运动之前最好饮一杯水，可以稀释血液、降低血液黏稠度。不能等到口渴再饮水，这个时候机体已经处于缺水的状态了。对痛风患者而言，这一点尤为重要。因为尿酸主要是通过肾脏随尿液排出，当饮水不足时，尿量减少，尿酸排泄就减少了。

所以说，痛风患者可以运动，但必须保持正确的运动方式和运动习惯，只有这样才能更好地发挥运动的好处。

4.适合痛风患者的运动有哪些?

日常生活中有很多运动都是痛风患者能够选择的运动，如快步走、太极拳、广场舞、爬山、游泳、慢跑等。在我们进行这些运动时，还需要注意运动时长，前文讲到的30~45分钟是不包括热身运动时长的。我们在平时运动时可以选择多种运动方式搭配，各种运动时间的总和达到这个标准。

日常生活中，我们如何判断一项运动强度是否为中等强度？最简单的方法就是在运动时观察自己的心率变化。运动时，心率达到最大心率的55%~75%时，说明这是一项中强度的运动。这里的最大心率可以用"220-年龄（岁）"计算得出。假如一位患者40岁，那么他的最大心率就是"220-40"，也就是180次/分，那么他运动时应该将心率控制在90~108次/分。在此还要特别强调一下：有心脑血管疾病的患者一定要在专业医师指导下运动。

40～60岁人群中等强度运动最大心率及推荐心率范围

年龄（岁）	最大心率（次/分）	中等强度心率范围（次/分）
40	180	90～108
45	175	88～105
50	170	85～102
55	165	83～99
60	160	80～96

5.痛风患者需要避免哪些运动?

痛风患者需要避免一些高强度的运动，如快跑、篮球、足球等。我们可以用前文中提到的最大心率范围来判断这项运动是否属于高强度运动。在运动过程中，如果发现自己的心率超出最适范围的时候，可以适当减弱运动的强度。因为剧烈运动不仅可以使痛风患者关节组织受损，还会使体内产生大量乳酸，减少尿酸排泄，进而诱发痛风急性发作。

6.痛风患者的饮食原则

在饮食上，痛风患者要遵循"三少四多"原则，接下来我们进行详细介绍。

一少——少吃高嘌呤食物。我们要尽量避免进食高嘌呤食物。痛风发作的始作俑者——尿酸的来源就是嘌呤，少进食高嘌呤食物，可以从源头上减少尿酸的生成。

二少——少饮酒和含酒饮料。酒精在体内会转变成乙酸，进而减少尿酸在肾脏的排泄。痛风的发病风险与酒精摄入量成剂量依赖性增加，因此所有痛风患者均应限制饮酒，尤其是啤酒（啤酒本身含大量嘌呤）、烈性酒等。

三少——减少含果糖饮料和甜点的摄入。果糖在肝脏中的代谢会消耗大量的内源性磷酸和ATP，进而增强腺苷酸脱氨酶的活性，促使磷酸腺苷降解，产生大量的核苷酸，从而累积大量尿酸。

一多——多吃蔬菜和水果。蔬菜食用越多，血尿酸水平越低。平时可多吃芋头、土豆等根茎类蔬菜。各种水果对痛风都有益，其中樱桃预防痛风的效果较好。

二多——多吃奶制品。目前有研究指出，长期饮用牛奶的人群比不饮用牛奶的人群患痛风的风险低。牛奶可以降低尿酸水平，特别是低脂牛奶。

三多——多吃维生素C。维生素C具有降尿酸和降低普通人群痛风发病率的作用。与其他降尿酸药物相比，维生素C廉价且长期适度服用无毒副作用，是一种常见的营养素补充剂。

四多——多饮水。饮水可以使尿量增加，进一步帮助尿酸的排泄。

7.痛风患者在日常生活中需要注意什么？

（1）保持正确的饮食习惯（"三少四多"）

"三少"即少吃高嘌呤食物、少饮酒和含酒饮料、减少含果糖饮料和甜点的摄入；"四多"即多吃蔬菜和水果、多吃奶制品、多吃维生素C、多饮水。

（2）保持合理的运动状态

每周都应该坚持运动4～5次，每次坚持30～45分钟，运动方式选择中等强度的有氧运动，避免剧烈运动和无氧运动。

痛风患者切不可久坐后突然进行长时间的运动，容易诱发痛风的发作。运动是一个长期的过程，需要慢慢过渡，慢慢提升，在运动之前也需要进行充分的热身运动。

（3）保证良好的生活习惯

保持规律的作息，保证充足的睡眠。三餐规律进食，膳食搭配合理。抽烟、喝酒、吃烧烤、吃零食等不良的生活习惯都应该戒掉。痛风患者常合并有高血压、高血脂等，少盐、少油也是日常生活中需要保持的健康饮食习惯。

儿童高尿酸血症篇

儿童高尿酸血症的基础知识

什么是儿童高尿酸血症？

《2000年中国学生体质与健康调研报告》一书中认为空腹血尿酸＞416 μmol/L即可确定为高尿酸血症（仅针对学生群体，学前期和婴幼儿并未给出数据）。日本对儿童高尿酸血症的定义不同于我国，对儿童期不同年龄段的高尿酸血症给出了界定：①＜1岁：＞274 μmol/L。②2～3岁：＞286 μmol/L。③4～6岁：＞327 μmol/L。④7～9岁：＞351 μmol/L。⑤10～12岁：＞363 μmol/L。⑥13～15岁：男性＞416 μmol/L，女性＞369 μmol/L。由此可以看出儿童血尿酸浓度在儿童期性别差异不大，但随年龄增加在性成熟后男性血尿酸水平高于女性。

 ## 儿童高尿酸血症的流行病学

1.儿童高尿酸血症患病率如何？

近些年的流行病学调查显示，儿童、青少年的高尿酸血症患病率呈现明显上升趋势。但受饮食习惯、民族风俗、地区环境的影响，儿童高尿酸血症患病率不尽相同，研究数据尚不完善。目前已知青岛市2012—2013年数据中发现7～15岁儿童儿童高尿酸血症发病率为10.7%，而2010年在天津市城乡接合部的一项研究结果显示7～17岁儿童儿童高尿酸血症发病率为12.9%。

2.儿童高尿酸血症随年龄增长有什么变化？

婴儿出生后，血尿酸水平升高，足月和低出生体重婴儿出生24小时达到峰值。在足月婴儿中，血尿酸水平第2天下降，第3天下降到脐带水平。在低出生体重婴儿中，高峰水平持续到第2天，在第3天下降，第4天下降到脐带血水平以下，出生第3天至第5天的最低值约为3.2 mg/L。血尿酸水平在整个童年期间增长非常缓慢，到青春期时，肾脏排出尿酸盐的比例下降到成人水平，而且身体质量也有显著增加，这两种变化都会升高尿酸水平。

3.男童和女童血尿酸水平升高有区别吗？

血尿酸水平在整个童年期间增长非常缓慢，在男童和女童中基本保持相等。在青春期早期，当女童体重超过相同年龄的男童时，女童的尿酸水平略高于男童。到青春期中期，男童的体重和尿酸水平都超过了女童。这种血尿酸水平的性别差异一直持续到更年期，可能是由于雌激素降低尿酸的作用。研究发现，性成熟后女性雌激素的分泌增加了肾脏对尿酸的清除速率，导致女性体内血尿酸浓度偏低。

儿童高尿酸血症的发病原因

1.儿童高尿酸血症的形成机制与成人是一样的吗？

尿酸是人类嘌呤代谢的最终产物，人体产生的尿酸2/3以尿酸盐的形式，经肾脏的肾小球滤过，肾小管的重吸收、分泌、再吸收等过程，最终通过尿液排出体外。儿童与成人高尿酸血症机制大体相同，但儿童肾小管分泌大于成人，因此相较于成人，儿童血尿酸水平作为尿酸生成指标更加不可靠。

形成儿童高尿酸血症的原因有以下几种：①尿酸产生增加；②肾脏尿酸排泄减少；③两者兼而有之。虽然，高尿酸血症可以发生在儿童时期，但在早期可能不会出现明显的临床症状，容易被忽视。高尿酸血症可发展为痛风性关节炎、间质性肾炎和结石沉积，是否出现上述疾病主要取决于高尿酸血症的程度和持续时间。

2.儿童不饮酒，为什么也会有高尿酸血症？

很多人都知道，大量饮酒会诱发高尿酸血症，以啤酒尤为明显，特别是在饮酒的同时进食富含嘌呤的食物，更容易诱发痛风。很多家长都很奇怪，自家孩子从不饮酒，血尿酸怎么会增高呢？其实除去饮酒因素，对于儿童来说，原因主要表现在以下2个方面。

（1）一些儿童相关疾病及一些遗传疾病导致尿酸合成增加，排出减少，形成高尿酸血症。

（2）一些家庭错误的喂养方式和不健康的生活方式导致儿童肥胖，儿童饮食不节制，喜食肉类、乳制品、甜品饮料等高嘌呤、高蛋白、高果糖食物，加之儿童不喜饮水、运动量少，均容易引起儿童血尿酸升高。

3.儿童肥胖与血尿酸水平升高有关系吗？

在有些家庭中，对于儿童的饮食不加节制，或者存在过度喂养，使得儿童体重严重超标，对儿童身体造成极大损害。要知道，在儿童时期，肥胖这一项独立危险因素即可引起高尿酸血症。国内外各项研究数据是一致的，肥胖儿童高血尿酸的比例远远高于正常体重的儿童。

这是为什么呢？因为在肥胖状态下，体内产生大量的游离脂肪酸，经体内各种化学反应，使得尿素排泄减少，嘌呤及尿酸生成增多，导致儿童血尿酸水平升高，长此以往，导致高尿酸血症。

4.儿童酷爱的糖果和饮料与血尿酸有关系吗？

"妈妈，我想吃棒棒糖！" "妈妈，我要喝饮料！" 这是最常从孩子口中听到的话。果糖存在于果汁和蜂蜜中，现广泛用于饮料和糖果、糕点等食品的制作。再加上近年来富含果糖的食品数量及种类增加，儿童摄入果糖的量明显增加。很多专家猜测，这可能是导致儿童高尿酸血症的最大原因。除此之外，摄入过多的果糖，还会增加儿童肥胖的风险，进一步增加儿童高尿酸血症的患病率。

那么，生活中，具体哪些食品中果糖含量高呢？

（1）水果类食物：树上的水果，如苹果、香蕉等；柑橘类的水果，如橘子、柚子等；其他，如哈密瓜、西瓜、甜瓜。以上这些都是果糖含量很高的水果。此外，有些浆果类水果也含有很高的果糖，如蓝莓、覆盆子、黑莓、草莓等，虽然这些浆果吃起来有点微酸，但它们都是高果糖的水果。

（2）任何种类的饮品：果汁、碳酸饮料，不论哪一种饮品，都含有很高的果糖，喝太多容易导致肥胖或造成其他疾病。

（3）烘烤类食物：如甜甜圈、饼干、蛋糕、甜饼、牛角面包等都是高果糖的食物，这类食物小朋友和女性最喜欢吃。

（4）各种糖浆：玉米糖浆、蜂蜜、玉米甜味剂等，这些糖浆都含有高果糖，所以常被拿来代替糖使用，最常应用在制作甜点中。

所以，各位家长们，赶紧学起来吧，不能纵容小朋友贪吃哦！

5.高嘌呤饮食对儿童血尿酸有什么影响？

与成人一样，高嘌呤食物的摄入会导致儿童尿酸合成增加。但对儿童来说，不同之处在于儿童的饮食习惯受家庭影响很大。近年来随着人们生活水平的提高，一些家庭会存在过度喂养的现象，最主要是摄入过量高蛋白食物，如鸡蛋、虾、鱼等，这些食物对于儿童来说是很好的蛋白质来源，但若家长盲目地过度喂养，超过了儿童和青少年身体所需要的能量，不仅会引起肥胖，还容易升高儿童血尿酸水平。因此，合理膳食，科学喂养，从各位家长做起，为儿童的健康保驾护航。

对于血尿酸水平升高的儿童，一定要尽量避免进食过多高嘌呤食物。另外，对于低嘌呤的奶类及奶制品等，也要控制进食量，不能盲目补充大量蛋白质，不仅会有肥胖风险，还可能会使尿酸合成增加。

6.儿童摄入过多零食对血尿酸会有影响吗？

油炸食品、高能量零食、西式快餐、含糖软饮料近年来受到很多儿童和青少年的青睐，成为儿童青少年肥胖的重要危险因素，这无疑也增加了患儿童高尿酸血症的风险。

7.哪些儿童疾病可能会导致儿童血尿酸升高？

有很多儿童疾病可继发高尿酸血症，下面是一些常见疾病。

（1）尿酸排泄减少：原发性肾病综合征、IgA肾病、药物因素（环孢素、利尿剂）。

（2）尿酸生成增多：恶性疾病放化疗、先天性心脏病、药物因素（咪唑立宾——治疗儿童肾脏疾病的一种常用免疫制剂）。

（3）尿酸产生增多和排泄减少并存：脓毒症/严重脓毒症/脓毒性休克、儿童肥胖症、代谢综合征、唐氏综合征、胃肠炎。

（4）机制不明：疾病因素，包括呼吸道疾病，如支气管哮喘、EBV感染；药物因素，如抗惊厥药（丙戊酸盐和苯巴比妥）、茶碱、吡嗪酰胺等。

儿童高尿酸血症的危害

若不加预防，儿童血尿酸长时间增高会怎么样？

儿童高尿酸血症与代谢综合征及其多种组分密切相关，包括肥胖症、高血压、高血糖、血脂紊乱，甚至与成年后心脑血管疾病有关系。尿酸盐沉积可能会导致痛风、尿酸性肾病、肾结石、尿毒症等。

所以，关注儿童尿酸水平，不要让孩子输在起跑线上，需要儿科医师、全科医师，更重要的是家长们一起努力！

儿童高尿酸血症与代谢综合征

代谢综合征是指能够引起心脑血管疾病的多种代谢危险因素集结的状态。代谢综合征主要包括：肥胖、糖尿病或糖调节受损、血脂紊乱和高血压。

那么，儿童高尿酸血症与代谢综合征有什么关系呢？有研究发现，青少年血尿酸水平与代谢危险因素密切相关，其中血尿酸水平与收缩压、舒张压、空腹血糖、甘油三酯及BMI均呈正相关，而与高密度脂蛋白呈负相关。血尿酸水平甚至能成为成年后高血压的预测因素和心脑血管疾病的危险因素。因此，呼吁所有家长要引起足够重视，防治高尿酸血症应从儿童期开始。

儿童高尿酸血症的预防

1.如何避免儿童血尿酸升高？

儿童高尿酸血症有这么多危险隐患，那么问题来了，怎么样才能避免儿童血尿酸升高呢？

（1）对于有儿童相关疾病的患儿，做到早发现、早治疗，尽可能地减少血尿酸升高对患儿造成的影响。

（2）控制体重，养成正确的生活习惯和饮食习惯，对儿童和青少年尤为重要。

（3）对于儿童，最为特殊的一点就是以家长为导向，养成家庭健康的生活方式。

2.什么样的饮食习惯对于血尿酸升高的儿童来说是正确的？

（1）尽量遵循的饮食习惯：①不吃高嘌呤食物，少吃中嘌呤食物，多吃低嘌呤食物。建议不吃海鲜、动物内脏、肉汤、火锅汤等高嘌呤食物；少吃豆类等中等嘌呤食物。②少吃油炸食品、高能量零食、西式快餐、含糖软饮料、糖果类零食等。③青少年禁饮酒（白酒、啤酒）。④限制每日钠盐摄入，少吃过咸食物。⑤少吃含油脂肥厚的食物。⑥适当控制糖类。⑦每天多喝常温白开水或矿泉水，使尿呈无色或淡黄色。

（2）推荐的饮食：①脱脂或低脂乳类及其制品，每日300 mL。②蛋类，每日1个鸡蛋。③足量的新鲜蔬菜，每日应达到500 g或更多。④鼓励摄入低升糖指数的谷类食物，如全麦粉、糙米、杂粮等。⑤足量饮水（包括白开水、矿泉水），饮水量每天保持2000 mL以上。⑥烹饪肉类食物时需焯水，弃汤后再进一步烹调。

3.哪些运动有助于减少儿童高尿酸血症的发生？

世界各国均先后提出儿童和青少年每天进行60分钟中高强度身体活动的目标。规律运动和锻炼对肥胖青少年存在诸多健康效应，不但有助于降低体重，改善体液成分，减少心脑血管疾病危险因素，而且可有效提高认知功能。世界卫生组织建议，儿童和青少年体力活动水平应高于成年人，每天至少完成60分钟的中高强度运动。肥胖者应减重，使体重控制在正常范围。

中等强度运动：①心率：通过年龄初步推算出适合的心率，中等强度运动的目标心率=最大心率〔220–年龄（岁）〕×（55%～75%）。②自我感知：在运动过程中，我们的身体还会出现其他的反应，如呼吸加快、说话气喘、出汗等。感受自己身体在运动中所出现的反应，可以帮助我们判断运动强度。中等强度运动的表现是：身体仍然没问题，呼吸明显加快，出汗明显，说话稍显气短。

中等强度运动包括慢跑、上楼梯、坡路骑自行车、滑冰、打排球、登山等，要持续10分钟左右。高强度运动包括长跑、跳绳、打篮球、举重、击剑等，要持续5分钟左右。对于进行中高强度运动的患者，事先可做5～10分钟的准备运动，事后还需要5～10分钟的恢复。

但对于血尿酸升高的儿童来说，特别是已经出现痛风的儿童，运动需要特别注意，因为不适宜的运动可能会诱发和加重痛风。这主要是因为，运动大量出汗后血液浓缩，血液里的尿酸浓度上升；同时，出汗后如果没有补充足够的水分，尿量就会减少，这样通过尿液排出的尿酸也少了。另外，运动后体内会产生较多的乳酸，而这又会抑制肾脏尿酸排泄。这些因素都会使体内血尿酸水平增高，进而可能诱发痛风。不过，这并不是说尿酸高就要减少运动量，而是建议选择中低运动量的有氧运动，并且要注意保护好关节。运动过程中要补足水分，以尿液不少于平时为标准。

如果已经有痛风发作的苗头，就不要去运动了。

4.发现儿童血尿酸高于正常值该怎么办？

如果发现儿童血尿酸升高，不要惊慌，请于正规医院行血尿酸水平的检测，寻求医师帮助，寻找病因。注意控制体重，最重要的是调整饮食结构及生活习惯，宜多饮水，利于血尿酸排出。参考如下：①不吃高嘌呤食物，少吃中嘌呤食物，多吃低嘌呤食物；②控制果糖的摄入：如糖果类零食、软饮料、果糖含量丰富的水果等；③控制体重；④多饮水，促进尿酸的排泄；⑤多吃蔬菜，补充维生素C，碱化尿液；⑥避免熬夜，规律生活；⑦家长们及时调整饮食方式及结构，给儿童做好榜样，科学喂养，给儿童一个健康的身体及生活环境。

 儿童高尿酸血症的治疗

1.儿童发生痛风该怎么办？

若血尿酸居高不下，甚至出现痛风症状，一定要及时就医！

药物治疗可选择降低血尿酸的别嘌醇，用药之前注意儿童血常规、肝肾功能及*HLA-B5801*基因的检测。

2.儿童高尿酸血症与成人高尿酸血症治疗上有区别吗？

别嘌醇是抑制尿酸合成的药物，注意儿童血常规、肝肾功能及*HLA-B5801*基因的检测。儿童常用量为：6岁以内每次50 mg（1/2片），每日1～3次；6～10岁，每次100 mg（1片），每日1～3次。剂量可酌情调整。

3.非布司他、苯溴马隆片可用于治疗儿童高尿酸血症吗？

曾有研究表明，慢性肾脏病儿童服用非布司他，可观察到肾脏保护作用并伴有尿酸水平降低。非布司他在儿童血液系统恶性肿瘤中可以作为肿瘤溶解综合征的预防，其效果可与别嘌醇相媲美。然而，需要进一步的研究来确定非布司他用于儿童高尿酸血症的有效性和安全性。而苯溴马隆片因其有潜在的肝毒性和引发肝炎的风险，暂未见用于治疗儿童高尿酸血症的文献及研究。

4.别嘌醇治疗儿童高尿酸血症有哪些不良反应？

别嘌醇是一种常用的治疗多种小儿疾病（包括次黄嘌呤鸟嘌呤磷酸核糖基转移酶缺乏、腺嘌呤磷酸核糖基转移酶缺乏、糖原贮存病Ⅰa型、家族性少年高尿酸血症肾病等）的古老药物，别嘌醇单独或联合依那普利可治疗高尿酸血症性高血压患儿。然而，别嘌醇应谨慎使用，因为它会导致胃肠道反应、皮疹、白细胞减少、超敏反应等不良反应，甚至非常严重的药疹而造成患者死亡，如史-约综合征。近年来，白细胞抗原HLA-B5801等位基因可用于快速检测别嘌醇用药的安全性，减少和规避药物不良反应发生的风险。

5.肥胖儿童合并高尿酸血症该如何干预？

儿童作为一个特殊的群体，考虑到其生长发育的特殊性，目前肥胖儿童合并高尿酸血症主要是通过改变生活方式来干预的，如控制高脂、高嘌呤、高蛋白食物的摄入，适量多饮水，加强体育锻炼，改变不良的行为习惯等。

6.肾病综合征患儿合并高尿酸血症该如何治疗？

（1）健康教育指导：积极开展高尿酸血症合并慢性肾脏病的科普讲

座，普及相关知识，使患儿了解到做好早期预防的重要性，同时提高其依从性。

（2）生活方式指导：改善生活方式是治疗的基础，要求患儿严格控制饮食，以低嘌呤、低热量及碱性食物为主，多饮水，同时戒烟、禁酒，进行合理的体育锻炼，控制体重。另外，少熬夜、规律作息也十分重要。

（3）用药指导：使用前先全面评估肾功能和合并症情况，指导患儿避免使用会引起尿酸升高的药物，如噻嗪类利尿剂、β受体阻滞剂、某些抗结核药、小剂量水杨酸类药物、含有乙醇的药物、左旋多巴、环孢素、他克莫司等，而血管紧张素转化酶抑制剂及血管紧张素Ⅱ受体阻滞剂类药物则可以促进尿酸排泄发挥降尿酸的作用。使用促尿酸排泄药的过程中，应当充分饮水和碱化尿液，密切监测尿量、尿液pH值和尿液尿酸排泄率等，控制尿液pH在6.2～6.9，24小时尿液尿酸排泄率不超过4200 μmoL/1.73 m^2。若尿液尿酸排泄率超过4200 μmoL/1.73 m^{2}且血尿酸仍无法达标，应改用抑制尿酸生成的药物。

（4）随访监测：在治疗中要定期随访泌尿系统超声，监测eGFR、尿蛋白及血尿酸水平。

家长在儿童高尿酸血症管理中的作用

1.为什么要强调家长在儿童高尿酸血症防治过程中的重要作用？

良好的习惯有利于人一生的成长。人生的早期阶段，儿童主要的接触对象是父母，父母个人的一些不良习惯对儿童产生的影响可能会伴随终生。我国目前的家庭结构主要是包括祖父母、父母和儿童的"4+1"型。儿童成为家庭一切活动的中心在所难免。殊不知，溺爱成为不可忽视的问题，伴随而来的便是过度喂养。特别是有些祖父母辈，崇尚"以胖为好"，导致儿童摄入过量的营养物质，糖果零食更是有求必应，最终不仅引起儿童肥胖，还可能导致儿童高尿酸血症的发生。

2.如果家长生活不规律,会对儿童有什么样的影响?

研究中发现大部分家长不能保证合理平衡膳食，他们会对儿童进食量估计出现偏差，督促儿童过量进食，并且会根据儿童的喜爱选择食材。有研究发现超重或肥胖的母亲，倾向采取不健康的喂养方式，其子女更可能养成喜欢喝饮料等不良的饮食习惯。

3.预防儿童高尿酸血症的发生,家长应树立哪些正确的医学观念?

注意儿童体检，特别是随着儿童饮食习惯的改变，关注儿童血尿酸水平；摒弃错误的喂养观念，培养正确的饮食习惯及行为习惯；自身养成良好的生活习惯，给儿童和青少年树立榜样，避免潜移默化的影响；针对血尿酸升高，更加积极调整饮食习惯，寻求正规医院治疗。

4.普及儿童高尿酸血症相关知识至关重要

近年来，高尿酸血症的患病率逐年增高，并且逐渐开始低龄化。大部分高尿酸血症患者在儿童时期并无症状，但随着年龄的增长，可逐步发展为痛风、尿酸性肾病、肾结石、尿毒症等疾病，且很多研究发现冠心病、高血压、心力衰竭、脑梗死等多种心脑血管疾病的发生与尿酸水平的升高密切相关。如果不及早预防和控制，将会影响患儿以后的身体素质及生活质量。但儿童与成人高尿酸血症存在很大的差异，目前我国儿科医师、全科基层医师及家长对儿童高尿酸血症的认识尚不足。因此，提高我国儿科医师及全科基层医师对该疾病的认识，以及向广大家长群体普及相关知识至关重要。

低尿酸血症篇

低尿酸血症的基础知识

前面已经学习了高尿酸血症会导致痛风、高血压、糖尿病、肾脏疾病、冠状动脉粥样硬化等疾病，对我们的生活会产生巨大的影响，那么血尿酸是不是降得越低越好呢？答案当然是否定的。低尿酸血症同样会产生不良后果并影响我们的生活。那么，究竟血尿酸降到多少值就是低尿酸血症呢？目前尚无准确的定义，大部分研究认为当血尿酸低于120 μmol/L时，称为低尿酸血症。

很长一段时间以来，血尿酸过低通常被认为是没有意义的，大家也认为血尿酸越低越好。但是随着医学的发展，低血尿酸渐渐进入许多临床工作者的视线，越来越多的研究证明低尿酸血症同样会造成许多严重的后果，如在中国舟山地区关于低尿酸血症患病率情况的分析结果表明，低血尿酸与肝肾疾病、肿瘤疾病相关。而在更早以前就有研究表明，血尿酸过高或过低均会导致心血管事件发病率与死亡率升高。除此之外，日本的一项研究也表明血尿酸过低与心血管系统是有关系的，血尿酸过低会增加心房颤动的发病率。

低血尿酸除了会对心血管系统产生不良影响，对神经系统的影响则更为显著。尿酸一直被认为有神经保护作用，低血尿酸对脑卒中后神经功能的恢复，以及帕金森病、多系统肌萎缩等神经变性疾病会产生不利影响。与血尿酸水平正常的人群相比，低尿酸血症的人群中发生帕金森病、多系统肌萎缩、痴呆、亨廷顿病、肌萎缩侧索硬化等神经变性疾病的发病率均升高。

所以，低尿酸血症同样会对我们的机体产生不良影响，同样应该引起重视。

 # 低尿酸血症的流行病学

1.低尿酸血症的患病率如何？

随着研究者们对低尿酸血症的重视程度增加，近年来也做了一些关于发病率的研究。在北京协和医院的调查中，一共收集了83 176例门诊患者，15 849例住院患者，以及24 081例体检者。最后发现，门诊患者、住院患者及体检者中低尿酸血症的患病率分别为0.6%、2.5%及0.2%，而且女性低尿酸血症的发病率高于男性。除此之外，舟山市医院也对当地的低尿酸血症患病率进行了调查，发现在人群中低尿酸血症的总患病率为1.5%。

对于低尿酸血症的总体患病率，目前还没有精确的统计，但从北京和舟山地区的患病率来看，低尿酸血症的患病率并不算低。而且近年的研究发现，血尿酸过低也与多种心脑血管疾病相关。所以，低尿酸血症应该引起医师乃至全体居民的重视。

2.哪些人群容易患低尿酸血症？

大家都知道高尿酸血症多见于有家族遗传背景和代谢综合征的人群。那么，什么样的人群容易患上低尿酸血症呢？

女性低尿酸血症的患病率较高，尿酸低通常与饮食因素有关，尤其是营养不良的患者容易患低尿酸血症。这样的患者身体一般不会有比较严重的危害，平时注意均衡饮食即可恢复正常，多吃高蛋白食物（如海鲜），适量饮啤酒等。

另外，如果患者合并有多发性骨髓瘤、恶性贫血、酒精性肝损伤、原发性胆汁性肝硬化、糖尿病性肾病初期等，这些疾病都会引起尿酸低，属于病理状态，这时候就需要引起重视了。此时更应该积极治疗原发疾病。

所以，如果尿酸值偏低，请不要忽视它，一定要积极去寻找病因，避免不良后果的发生。

尿酸的作用

1.尿酸有哪些生理作用？

尿酸过低也会对身体有不好的影响，主要原因是它有非常重要的生理作用：①尿酸具有维持血压的作用，有研究发现，原始人类是无盐饮食的，之所以能够保证直立行走状态，尿酸是必备的物质；②尿酸的结构与咖啡因和可可碱等脑兴奋剂相似，可刺激大脑皮层，起到提高智力的作用；③尿酸具有清除氧化自由基的作用，其抗氧化机制对大脑和神经系统的保护作用尤为重要；④尿酸能增强红细胞膜脂质抗氧化能力，防止细胞溶解凋亡，保护肝、肺、血管的内皮细胞，防止细胞过氧化，延长生存周期，延缓自由基所引起的器官退行性变；⑤尿酸还参与抗癌和防衰老的过程。

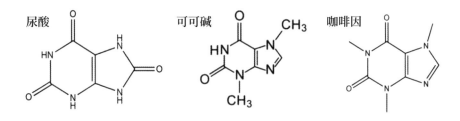

2.尿酸是不是越低越好？

当然不是，凡事"适则有利，过则有弊"。尿酸作为我们机体的代谢产物，发挥着十分重要的作用，尿酸过低同样会对我们的身体产生不利影响。

尿酸降低会造成什么危害呢？如果尿酸一直降低，则说明机体新陈代谢逐渐减弱；肾性低尿酸血症最常见的合并症是尿路结石，而且被认为是血尿的危险因子；低尿酸血症是2型糖尿病早期肾病的预示指标，也是血液透析患者死亡的危险因素。尿酸在我们身体中发挥着十分重要的作用，尿酸降低同样会对机体造成损害，所以尿酸并不是越低越好，降尿酸治疗应该强调将尿酸控制在一定范围内。

3.尿酸对神经有保护作用吗？

心脏作为我们身体重要器官之一，为我们的身体提供能量；脑则为我们的身体下达命令，维持机体的正常运转。尿酸是我们机体中强大的抗氧化剂和自由基清除剂，具有神经保护作用。尿酸对脑梗死的预后及脑卒中的复发均有保护作用，具有潜在的治疗意义；许多人认为脑内的氧化应激是帕金森病的起始因素，在帕金森病的发病过程中扮演着重要角色，提高尿酸水平、增强机体的抗氧化功能可能为帕金森病提供潜在的预防和阻止作用；对于其他神经系统疾病，尿酸的抗氧化及自由基清除作用一样发挥着巨大的作用。关于它们的具体机制，还需要我们去探索发现，需要更多的人去关注它，重视它。

 低尿酸血症的危害

1.低尿酸血症对痴呆有多大危害？

关于尿酸与痴呆的研究有很多，对于最常见的痴呆类型——阿尔茨海默病来说，轻度认知功能障碍和阿尔茨海默病患者血尿酸水平较正常人群低，高尿酸饮食可延缓轻度认知功能障碍患者转变为阿尔茨海默病的进程。

血尿酸水平升高有助于减少阿尔茨海默病的发生，保护阿尔茨海默病患者的认知功能免受损伤。血尿酸水平过低会增加轻度认知功能障碍患者认知功能下降的风险。生理浓度的血尿酸水平对神经系统有一定的保护作用，血尿酸水平过低有可能增加神经退行性疾病发生的风险，故将血尿酸水平控制在合理范围内有助于整体健康。

2.低尿酸血症对帕金森病有多大危害？

相信帕金森病对我们所有人来说都不陌生，许多人身边就有这样的患者。尿酸过低会增加帕金森病的发病率。通过对低尿酸人群和正常尿酸人群的对比发现，低尿酸人群中帕金森病的患病率较高，同样在帕金森病患者与正常人群的对比中发现，帕金森病人群中的尿酸水平偏低。由此看来，低尿酸与帕金森病之间一定存在着千丝万缕的联系。

帕金森病是好发于中老年人的一种常见的中枢神经系统退行性疾病。血尿酸水平高的人群发生帕金森病的风险较低。血尿酸水平升高有助于减少帕金森病的发病率和延缓其进展。

尿酸具有强大的氧化应激功能，可以保护神经元。所以，当我们体内尿酸少的时候，大脑中的多巴胺对黑质纹状体的影响减轻，导致帕金森病的发病率升高。提高尿酸水平、增强机体的抗氧化功能可能为帕金森病提供潜在的预防和阻止作用，但是关于这方面的研究还比较少，需要我们继续研究。

3.低尿酸血症可以影响到抑郁症吗？

研究者发现抑郁症患者血尿酸水平比正常人低，而且重度抑郁患者比双向情感障碍抑郁发作的患者血尿酸更低。又有人通过对脑卒中患者进行的研究发现，血尿酸较低的患者更容易得卒中后抑郁。这可能与尿酸可以保护我们的神经有关。

4.低尿酸血症对心血管也有影响吗？

答案是会有影响，低尿酸会对心脏产生不良影响。已经有很多的研究证明，与正常尿酸人群相比，低尿酸人群中的心血管事件发病率、心律失常发病率、心血管全因死亡率都会升高。

所以，除尿酸过高以外，低尿酸同样会对我们心脏功能造成很大的损伤。低尿酸血症不应该继续被忽视，它不仅应该引起医务工作者的重视，还应该引起所有人的关注。

 ## 高尿酸血症人群的低尿酸预防

1.如何合理使用降尿酸药物？

通过前面的描述，我们都知道尿酸并不是越低越好，那对于痛风或者高尿酸血症患者来说，是不是同样也是如此呢？

是的，对于痛风或者高尿酸血症患者来说，尿酸也不是降得越低越好，对于这部分患者来说，要合理服用降尿酸药物，注意及时复查，及时调整用药，把尿酸维持在合适的范围内，这样对人体来说才是最好的。

2.有降尿酸作用的食物有哪些？

香蕉不仅含有丰富的维生素和矿物质，其中的碱性成分和钾元素正是尿酸的"终结者"。多吃香蕉可以碱化尿酸，提高尿酸在尿液中的溶解度，促进尿酸排出。

芹菜有丰富的胡萝卜素、钾、食物纤维等营养元素，可有效防止人体尿液的积蓄，还有一定控制高血压的效果。

百合能健脾润肺，提高机体免疫力。对于痛风或高尿酸血症患者而言，百合中的大量生物碱可以中和体内的尿酸，从而大大降低尿酸含量。

黄瓜中营养元素丰富，经常吃黄瓜可促进新陈代谢和血液循环，进而加速人体尿酸的排泄，对于高尿酸血症和痛风患者有一定的好处。

牛奶中含有丰富的钙质及大量的优质蛋白，不仅对预防骨质疏松有好处，还对尿酸高及痛风的人群有一定的益处。调查发现，每天喝2杯以上牛奶的人群比不经常喝牛奶的人群患痛风的概率降低一半左右；每个星期喝2次牛奶的人群比不喝牛奶的人群患痛风的概率低3/10。但这里要注意的是，最好饮用低脂牛奶，避免影响机体脂肪的含量。

莲雾中有丰富的水分和矿物质，经常吃莲雾有一定的利尿效果，高尿酸血症患者多吃莲雾，体内的尿酸可随尿液排出。

鸡蛋中的蛋白质对肝脏组织的损伤具有修复作用，蛋黄中的卵磷脂可促进细胞再生，增强机体代谢功能和免疫功能。每天保证1个鸡蛋，是痛风患者必不可少的。

 # 低尿酸血症与肾性低尿酸血症

1.什么是肾性低尿酸血症？

低尿酸血症一般没有症状，特发性肾性低尿酸血症一般是良性的。但有一种疾病需要引起我们的警惕——遗传性肾性低尿酸血症，它是泌尿系统结石的高危因素，也有可能增加运动诱发的急性肾衰竭风险。肾性低尿酸血症（renal hypouricemia，RHUC）的患者，患有泌尿系统结石的风险增加。通过碱化尿液可成功治疗结石。关于RHUC患者运动导致急性肾衰竭的报道正在增加，以日本居多，我国也有少量相关报道。RHUC常常发生在剧烈活动（特别是短跑）后，最初的表现症状为剧烈的腰痛、腹痛、腹股沟区痛，伴恶心、呕吐、疲乏、低热等，尿量一般不少，常常发生在运动后6～12小时。这些患者在肾衰竭急性期，血尿酸水平可暂时在正常范围内，而当肾功能改善后都出现明显的低尿酸血症。

2.肾性低尿酸血症如何诊断？

RHUC是一种由遗传导致的低尿酸血症。主要与遗传有关，RHUC的诊断标准见下表。

RHUC的诊断标准

要求的因素：确认 #1 和 #2 持续存在，同时满足 #3
#1低尿酸血症，血尿酸水平≤120 μmol/L[a]
#2尿酸排泄分数增加和（或）尿酸清除率增加[b]
#3排除以低尿酸血症为症状的其他疾病
参考因素
（1）RHUC致病基因突变（*URAT1/SLC22A12*和*GLUT9/SLC2A9*基因）
（2）运动性急性肾损伤的既往病史[c]
（3）RHUC家族史

注：[a]：当血尿酸水平在120～180 μmol/L时也可能出现轻度RUHC。因此需要重复测量#1和#2，特别是在确认（1）～（3）的参考因素时。

[b]：尿酸排泄分数正常范围是8.3（5.5～11.1）%，尿酸清除率的正常范围是11.0（7.3～14.7）mL/min。

[c]：运动性急性肾损伤发病时血尿酸值并不一定是较低水平，可能的话应在发病前或病情好转后检查血尿酸值。

3.肾性低尿酸血症应该与哪些疾病进行鉴别？

肾性低尿酸血症的鉴别诊断（引起低尿酸血症的疾病）

1	过度分泌型低尿酸血症	（1）肾性低尿酸血症 （2）范科尼综合征 （3）肝豆状核变性 （4）抗利尿激素分泌不当综合征 （5）恶性肿瘤 （6）糖尿病 （7）药物（如苯溴马隆或丙磺舒） （8）妊娠 （9）顽固性腹泻
2	产生不足型低尿酸血症	（1）黄嘌呤尿症（Ⅰ型、Ⅱ型） （2）钼辅因子缺乏 （3）嘌呤核苷磷酸化酶缺乏症 （4）磷酸核糖基焦磷酸合成酶活性降低 （5）特发性尿酸盐分泌不足型低尿酸血症 （6）严重肝损伤 （7）药物（如别嘌醇） （8）消瘦（营养不良）

4.肾性低尿酸血症的诊断流程及治疗方式有哪些？

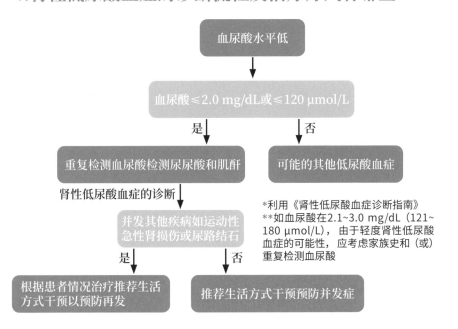

临床发现血尿酸偏低时，应确定是否低于120 μmol/L。如果是，应重复检测患者血尿酸水平，因为它会根据其病情发生变化，还需要检查尿液中尿酸排泄情况，来对RHUC进行诊断。患者如出现RHUC并发症，如运动性急性肾损伤或泌尿系统结石，医生应对症治疗及生活方式干预；如果没有出现并发症，医生应告知风险，并生活干预，积极预防并发症。如果患者血尿酸为120～180 μmol/L，医生应重新检测血尿酸，并询问是否有家族遗传史。

RHUC目前尚未有治疗方式，激烈运动后易引发腰痛、恶心、头痛等症状，也易引起急性肾功能不全的合并症，因此平时应注意以下事宜：避免短跑、健身等无氧激烈运动；运动前充分补充水分；身体不舒服时不做大量运动。

 # 低尿酸血症的预防与治疗

1.我们应该如何预防低尿酸血症？

要预防低尿酸血症，先要了解引起血尿酸过低的原因有哪些，根据前文提到的原因，提出以下几点建议：①合理饮食。大部分的低尿酸血症是由饮食不均衡导致，所以合理膳食，注意营养均衡很重要。②合理用药，恢复肝细胞的功能。肝脏出现问题后，因肝细胞的损伤，不能将饮食所摄取的嘌呤转化成尿酸，从而造成体内尿酸值偏低，面对这样的情况，应该及时就医，尽快恢复肝细胞的功能。③适量增加对嘌呤的摄入量，定期监测尿酸值，尿酸过低时，需及时入院治疗。有极少部分人会因为遗传因素，导致自身对嘌呤的吸收、氧化转化、分泌等出现紊乱，从而引起体内尿酸过低。

2.低尿酸血症如何治疗？

特发性低尿酸血症通常不需要治疗。在某些病例中，低尿酸血症是机体某个疾病的表现，本身并不需要治疗。如果低尿酸血症反映了尿酸排泄过多并可能诱发尿酸性肾结石及运动诱发急性肾衰竭时，则需要治疗。

目前，我们推荐低尿酸血症患者，尤其是那些尿酸水平低于60 μmol/L的患者，应该食用富含抗氧化物质的食物，并且在短时间剧烈运动后饮用充足的水分。

饮食方面可以每日口服补充或摄入含有以下物质的食物，如谷胱甘肽、α-生育酚（维生素E）、维生素C及β胡萝卜素，以预防急性肾衰竭的复发。

3.低尿酸人群的饮食应该注意些什么？

如果尿酸值测定没有严重降低，大部分是因为饮食不当引起的，这时候可以通过饮食来改善；如果尿酸值测定已经严重降低，要引起重视，这不一定是因为饮食引起的，应该去医院检查，明确导致尿酸过低的原因。

饮食上应该吃一些高嘌呤、高脂肪和高蛋白食物，同时还要注意营养的平衡，不要摄入过多的海鲜、新鲜的肉汤、蘑菇、豆腐等，这些食物中都含有比较高的蛋白质，可以加大尿酸的合成量。

防治篇

高尿酸血症的预防

1. 高尿酸血症可以预防吗？

高尿酸血症可通过调节以下日常生活方式来进行预防。

（1）低嘌呤、低热量饮食：限制高嘌呤食物的摄入（带壳类海鲜、鱼类、啤酒、白酒及含高糖的饮料及食物），减少高蛋白（海鲜、肉类、奶制品、豆类食物）及高脂肪食物（禽类的皮、肉类脂肪部分及鸡蛋黄部分）的摄入，多食蔬菜。

（2）戒烟限酒，适量运动并防止剧烈运动，控制体重，规律作息。

（3）每日多饮水，建议每日饮水量2000 mL以上。

（4）防止关节受凉、过度劳累，因其可引起痛风、尿酸波动，建议天气变化时注意保暖。

（5）积极防治并存的代谢异常性疾病及心脑血管疾病、肾脏疾病等基础病（如高血压、糖尿病、冠心病、慢性肾脏病、肥胖症等），避免长期使用致尿酸升高的药物（如利尿剂、抗结核药、免疫抑制剂等）。

2. 高尿酸血症的并发症和合并症应该如何预防？

高尿酸血症的并发症包括：高尿酸/痛风性关节炎、高尿酸/痛风性肾病。主要通过控制血尿酸水平、改变生活方式来预防并发症发生。高尿酸血症的合并症包括：高血压、糖尿病、代谢综合征、脂代谢异常、肥胖、脑卒中、冠心病、心功能不全、肾功能损害、慢性肾脏病2期等疾病在内的1种或多种代谢性疾病。主要通过积极控制疾病高危因素、调整生活饮食习惯、药物干预来预防合并症发生。

 # 高尿酸血症的治疗原则与目标

1. 高尿酸血症的治疗原则是什么?

（1）改善生活方式，包括健康饮食、低嘌呤饮食、戒烟限酒、坚持运动和控制体重。

（2）碱化尿液，使尿液pH维持在6.2 ~ 6.9。

（3）避免使用导致尿酸升高的药物，如利尿剂、环孢素、他克莫司、咪唑立宾、尼古丁、吡嗪酰胺和烟酸等。

（4）合理选择降尿酸药物，如苯溴马隆、丙磺舒、别嘌醇和非布司他等。

（5）缓解急性发作期症状。

（6）积极治疗与血尿酸相关的代谢性及心血管危险因素。

2. 高尿酸血症的治疗目标是什么?

高尿酸血症的治疗以改善生活方式为核心，旨在控制症状、减少并发症发生和提高生活质量。

对单纯高尿酸血症患者，无论男性和女性，血尿酸控制目标值均为血尿酸<360 μmol/L；对于伴有痛风发作且发作频繁的高尿酸血症患者及伴有痛风石的患者，即使尿酸在正常范围内，也需进行降尿酸治疗，控制目标值为血尿酸<300 μmol/L；对伴有代谢性及心血管危险因素的无症状

高尿酸血症患者，血尿酸＞420 μmol/L时需给予药物降尿酸治疗，控制目标值为血尿酸＜360 μmol/L；当血尿酸＞540 μmol/L时，无论是否伴有危险因素及其他系统疾病，所有对象均应启动降尿酸治疗。

3. 高尿酸血症的非药物治疗方法有哪些？

高尿酸血症的非药物治疗主要为生活方式的改变和饮食治疗。对无症状的高尿酸血症患者，单纯改变生活方式，减轻体重，注意避免食用高嘌呤食物，避免饮料、酒精的摄入，可以在一定程度上改善血尿酸浓度。急性发作时，可制动患处，局部冰敷缓解症状。

 高尿酸血症的治疗药物

1. 治疗高尿酸血症的抑制尿酸生成的药物有哪些？作用机制是什么？

（1）别嘌醇：它是一种嘌呤类似物，能抑制黄嘌呤氧化酶作用，减少尿酸产生。正常生理状态下，黄嘌呤氧化酶的主要功能是将次黄嘌呤转变为黄嘌呤，再使黄嘌呤转变成尿酸。别嘌醇及其生成的别黄嘌呤都能抑制黄嘌呤氧化酶，使次黄嘌呤及黄嘌呤不能转化为尿酸。这样，体内合成的尿酸减少，最终导致血液、尿液中的尿酸含量降低到溶解度以下，从而防止尿酸形成结晶沉积在关节及其他组织内。别嘌醇也有助于痛风结节及尿酸结晶的重新溶解。另外，通过对次黄嘌呤鸟嘌呤磷酸核糖基转移酶的作用，别嘌醇还可抑制体内新的嘌呤合成。临床应用时，应从小剂量开始，逐渐加量，肾功能不全者酌情减量。初始剂量为每次50 mg，逐渐增加剂量，每天2次。最严重的不良反应是药疹，甚至是剥脱性皮炎。

（2）非布司他：是一种非嘌呤类黄嘌呤氧化酶选择性抑制剂，可抑制尿酸合成，降低血尿酸浓度。其降尿酸效果优于别嘌醇，且对别嘌醇过敏的患者亦安全有效，与别嘌醇相比，非布司他可明显降低血尿酸水平，长达4年及更长期的治疗可使急性痛风发病率接近零，不良反应为轻至中度。

（3）托匹司他：是一种新型非嘌呤类黄嘌呤氧化酶抑制剂，对黄嘌呤脱氢酶和黄嘌呤氧化酶均有抑制作用，降低尿酸的作用要强于别嘌醇，还可显著降低慢性肾脏病Ⅲ期患者高尿酸水平，且对心血管系统没有什么影响，安全性较好。

2. 治疗高尿酸血症的促进尿酸排泄的药物有哪些？作用机制是什么？

（1）苯溴马隆：通过抑制肾小管对尿酸的重吸收，降低血尿酸的浓度和组织中尿酸结晶的沉着，也可促进尿酸结晶的重新溶解。

（2）Lesinurad（RDEA594）：通过抑制URAT1和OAT4转运体来促进尿酸外排，Lesinurad单用即可有效降低血尿酸浓度，并可用于治疗别嘌醇不耐受患者或疗效不佳的患者。联合黄嘌呤氧化酶抑制剂可提高应答率。常见的Lesinurad+黄嘌呤氧化酶抑制剂（别嘌醇或非布司他）的不良反应主要有腹泻、恶心、便秘、呼吸道感染、鼻咽炎、背部疼痛或关节痛等，严重不良反应少见，安全性较好。

（3）RDEA-3170（RDEA-684）：RDEA-3170是第二代URAT1抑制剂，能选择性地抑制尿酸重吸收，对URAT1有更强的抑制作用。与排尿酸药苯溴马隆不同的是，RDEA-594和RDEA-3170无明显肝毒性。在动物中，它们以原型从尿中大量排出，可完全抑制URAT1，这提示在临床上，RDEA-594和RDEA-684可能会是治疗痛风的强大排尿酸药。该药现已进入Ⅱ期临床研究。

（4）URC-102（UR-1102）：URC-102也是一种URAT1抑制剂。为口服片剂，其作为一种新型的苯溴马隆药物，通过抑制URAT1、OAT1和OAT3转运体发挥作用。体内外研究显示，URC-102的降尿酸作用强于苯溴马隆，与苯溴马隆相比，URC-102诱发暴发性肝炎的风险更低。该药现已进入Ⅱ期临床研究。

3. 治疗高尿酸血症的其他药物有哪些？

（1）尿酸氧化酶（简称尿酸酶）：是一种可以直接将尿酸氧化并分解为可溶性的尿囊素的氧化酶，存在于多数哺乳动物体内，但不存在于人类体内。尿囊素是一种惰性和水溶性嘌呤代谢物，易于排泄，主要经肾脏排泄。尿酸酶的种类包括：拉布立酶（主要用于治疗和预防血液恶性肿瘤患者的急性高尿酸血症，尤适用于化疗所致高尿酸血症）、培戈洛酶（其可降低血尿酸水平，减少痛风石大小，改善患者的功能状态和生活质量，可有效治疗严重的难治性慢性痛风）。

（2）丙磺舒：是肾小管弱酸载体的抑制剂，能够抑制原尿中弱酸的重吸收，所以可抑制近端小管对尿酸的重吸收。同时也可促进已形成的尿酸盐溶解，从而增加尿酸排泄使血尿酸浓度降低，进而减少尿酸沉积，用于防治痛风。丙磺舒还可竞争性抑制弱酸性药物在肾小管的分泌，与青霉素、氨苄西林、苯唑西林、邻氯西林、萘夫西林等抗生素合用时，可升高这些抗生素的血药浓度，延长其作用时间。

（3）氯沙坦：属新型血管紧张素Ⅱ受体（AT1型）拮抗药，能增加肾血流量和肾小球滤过率，增加尿量，促进尿钠、尿酸排出，显著减少蛋白尿，并明显延迟终末期肾病的进程，起到肾脏保护作用。

（4）硝苯地平：其有增加肾脏排泄尿酸的作用，并且能够在增加管形尿酸盐化解的同时增加分泌后尿酸盐的重吸收。

（5）阿托伐他汀：可显著改善冠心病患者的肾功能，同时降低血尿酸水平。

（6）非诺贝特：兼有降尿酸和降血脂作用，对于同时有高脂血症的痛风患者尤为适用。

4. 高尿酸血症患者可不可以停药？

高尿酸血症与高血压、糖尿病类似，都是慢性病，需要长期用药甚至终身用药，原则上是不建议完全停药的。如果血尿酸水平长期维持在300 μmol/L以下，可考虑逐渐减药，以最低剂量维持治疗。有少数患者可以实现停药，但一定要定期监测血尿酸水平，发现血尿酸有波动或者出现并发症要及时调整治疗方案。

5. 中药对治疗高尿酸血症有效吗？

中医药在高尿酸血症治疗中的作用越来越引起人们的关注，其治疗高尿酸血症由利湿泄浊、健脾补肾、活血化瘀等方面入手，通过体质辨识，调节人体内在平衡，起到标本兼治的作用。现代中医药在传承传统中医理论的同时，与西医分子生物学相结合，积极探索中药治疗高尿酸血症相关靶点，如健脾化湿汤、痛风颗粒通过抑制黄嘌呤氧化酶活性发挥药效，土茯苓作用于肾脏URAT1靶点而降低血尿酸水平等，均在一定程度上提示中药对治疗高尿酸血症有效。

无症状高尿酸血症的治疗

1. 无症状的高尿酸血症患者需要治疗吗？

所有无症状的高尿酸血症患者均需进行生活指导，包括：改变生活方式、控制危险因素和尽可能避免应用升高血尿酸的药物。

（1）无症状高尿酸血症合并心脑血管危险因素或心脑血管疾病（包括高血压、糖耐量异常、糖尿病、高脂血症、冠心病、脑卒中、心力衰竭或肾功能异常）的患者，血尿酸＞480 μmol/L时给予药物治疗；血尿酸＜480 μmol/L且在生活指导6个月后仍高于正常者，也建议开始药物治疗。

（2）无心脑血管危险因素或心脑血管疾病的高尿酸血症患者，血尿酸＞540 μmol/L时给予药物治疗；血尿酸＜540 μmol/L且在生活指导6个月后仍高于正常者，也建议开始药物治疗。

2. 无症状的高尿酸血症患者血尿酸控制目标是多少？

所有无症状的高尿酸血症患者的治疗目标值是血尿酸＜360 μmol/L。

继发性高尿酸血症的治疗

1. 继发性高尿酸血症的治疗原则是什么？

儿童继发性高尿酸血症的治疗以生活方式干预为主，包括：脱离有害环境；建立健康饮食习惯（低盐、低脂、低嘌呤饮食，控制体重，戒烟限酒，每天适量多饮水，增加运动量）；避免服用导致尿酸升高的药物；注重血尿酸检查。经以上干预，大部分患儿半年后会恢复正常。

成人继发性高尿酸血症的治疗是在生活方式干预的基础上，以治疗原发病为主，以降尿酸治疗为辅。

2. 原发性高尿酸血症与继发性高尿酸血症的治疗方法一样吗？

两种疾病的治疗分为非药物治疗和药物治疗两种。在非药物治疗即改善生活方式方面大致相同（详见本篇前文高尿酸血症的预防）。而在药物治疗方面原发性高尿酸血症治疗以降尿酸药物治疗为主，继发性高尿酸血症治疗以治疗原发病为主，以降尿酸治疗为辅。

 # 高尿酸血症合并其他疾病的治疗

1. 高尿酸血症合并肥胖如何治疗？

随着高尿酸血症和肥胖发病率的逐年上升，高尿酸血症合并肥胖的人群也在不断增加，两者共同存在时会加重疾病的进展。对于高尿酸血症合并肥胖的治疗，应该在进行合理饮食结构、适量运动、合理用药等降尿酸治疗的同时，进行控制体重、控制腹围增长等健康干预。

2. 高尿酸血症合并心脑血管疾病如何治疗？

随着对高尿酸血症在代谢性及心脑血管疾病中作用的进一步认识，建议积极治疗与血尿酸相关的代谢性及心脑血管危险因素，包括积极控制肥胖，治疗代谢综合征、2型糖尿病、高血压、血脂异常、冠心病、脑卒中或慢性肾脏病等。二甲双胍、阿托伐他汀、非诺贝特、氯沙坦、氨氯地平等药物在降糖、调脂、降压治疗的同时，均有不同程度的降尿酸作用，建议可按病情优先选用。但这些药物的降尿酸作用有限，不能作为主要的降尿酸药物。虽然近年来对高尿酸血症在代谢性及心脑血管疾病的发生和发展中的关注度提高，但具体的干预手段及干预目标仍未完全明确，有待进一步完善。

目前建议高尿酸血症合并心脑血管疾病的治疗以控制心脑血管危险因素为主，即控制体重、降压、降糖、调脂、抗凝等治疗。

对于高尿酸血症合并心脑血管疾病的患者，阿司匹林是常用的抗血小板聚集的药物，虽然阿司匹林可抑制肾脏尿酸排泄，长期使用会引起血尿酸升高，但在高尿酸血症合并心脑血管疾病的患者中阿司匹林不能停用。

3. 高尿酸血症合并高血压时，如何选择降压药？

高尿酸血症合并高血压时降压药选择原则如下：①首选氯沙坦，因为该药在降压的同时可使血尿酸降低7%～15%；②次选对尿酸影响不大的降压药，如氨氯地平；③尽可能不选硝苯地平类和替米沙坦，因为这些药物可使血尿酸水平升高；④避免使用排钾利尿药（如氢氯噻嗪、呋塞米、吲达帕胺）及含钾利尿药（如复方利血平、复方利血平氨苯蝶啶）等。

4. 高尿酸血症合并糖尿病时，如何选择降糖药？

高尿酸血症合并糖尿的病患者在降糖药物选择上应遵循以下原则：①若无禁忌证，首选胰岛素增敏剂和双胍类降糖药物，次选α-糖苷酶抑制剂，尽量不选胰岛素促泌剂或胰岛素；②若必须使用胰岛素促泌剂，可选用格列美脲，但最好与双胍或者胰岛素增敏剂合用；③若必须选用胰岛素，可与胰岛素增敏剂、双胍类、α-糖苷酶抑制剂合用，尽可能减少外源性胰岛素的用量；④二肽基肽酶Ⅳ抑制剂对尿酸代谢影响不大，利格列汀分子结构与嘌呤相似，甚至有降尿酸作用，但该结论有待证实。胰高血糖素样肽1对尿酸的影响尚无定论。

5. 高尿酸血症合并高脂血症如何治疗？

高尿酸血症合并高甘油三酯血症时，调脂药物建议首选非诺贝特。

非诺贝特降低甘油三酯的同时兼有降尿酸作用，使血尿酸在原有基础上进一步下降25%～30%，因此高尿酸血症合并高甘油三酯血症的患者，非诺贝特是降脂首选。若患者以高胆固醇血症为主要血脂代谢异常，则选择阿托伐他汀钙，该药除降胆固醇外，兼有降血尿酸作用，可使血尿酸在原来的基础上下降10%。避免服用洛伐他汀等降脂药物，因其可升高血尿酸。

高尿酸血症的预后

高尿酸血症是一种终身性疾病，无肾功能损害及关节畸形者，经有效治疗可维持正常的生活或工作。急性关节炎和关节畸形会严重影响患者生活质量，若有肾功能损害则预后不良。

痛风的预防

1. 痛风能够预防吗？

痛风是能够预防的，痛风主要是尿酸水平升高所致，所以可以通过去除引起尿酸升高的相关因素来预防。

（1）改善不良的生活习惯和饮食方式：戒烟限酒；减少高嘌呤食物的摄入，如各种动物内脏、海鲜、含糖饮料等，多吃低嘌呤的新鲜蔬菜；多饮水，每日2000 mL以上；控制体重，坚持适量运动，避免久坐不动和剧烈运动；生活规律，避免劳累或者熬夜；注意保暖，防止受凉。

（2）避免长期使用可能会引起血尿酸升高的药物：①消炎止痛药，

如阿司匹林；②利尿药，如噻嗪类（氢氯噻嗪）和袢利尿剂（呋塞米）；③降压药物，如氯沙坦、利血平、硝苯地平及β受体阻滞剂；④肿瘤化疗药物，如甲氨蝶呤、硫唑嘌呤等；⑤免疫抑制剂，如他克莫司、环孢素；⑥抗结核药，如吡嗪酰胺、乙胺丁醇；⑦抗生素，如喹诺酮类、青霉素等；⑧维生素，如烟酸、维生素C。长期服用这些药物都可能造成尿酸升高，如果避免不了可配合使用降尿酸药物治疗。

（3）积极治疗并存的代谢异常性疾病、心脑血管疾病、肾脏疾病等基础疾病，如糖尿病、高脂血症、高血压、冠心病、慢性肾脏病、肾结石等。

2. 哪些人需要重点预防痛风？

一般而言，下列人群更易患上痛风，需要重点预防：①有痛风家族史者。若直系家属中有人有痛风病史，其患痛风概率比正常人要高。②老年男性和绝经期后女性。年龄大的人比年轻人更易患痛风，男性比女性更易患痛风，且女性患痛风几乎都是在绝经期以后。③肥胖且不爱运动者。血尿酸水平与BMI密切相关，随BMI的升高而升高，肥胖者相较正常人更易患痛风。④喜食高嘌呤食物者。长期大量进食肉类、海鲜等人群更易患上痛风。⑤长期酗酒者。酒中的乙醇会促进嘌呤代谢，升高尿酸，促进痛风的发生和发展。⑥从事脑力劳动而久坐不动，缺乏运动者。⑦患有"三高"和肾脏疾病者。高血糖、高血压、高血脂及引起肾功能受损的相关疾病都会影响尿酸代谢，它们与痛风互为因果，相互影响。

3. 年轻人如何预防痛风？

（1）避免大鱼大肉，少吃烧烤、海鲜。年轻人常喜欢约上三五好友，一边聊着天，一边享受着这些食物，但它们富含嘌呤，进入体内代谢后就会转变为尿酸，进而诱发痛风。

（2）少饮酒，少喝含糖饮料。这些也都是年轻人的偏好，但酒中的乙醇会升高体内乳酸水平，抑制尿酸排泄；含糖饮料中含有的大量果糖会促进嘌呤的产生，增加血尿酸水平，这些都可能引起痛风。

（3）避免熬夜。年轻人工作压力大，常有加班熬夜的习惯，但熬夜会影响体内代谢，进而影响尿酸分解，增加痛风发生的风险。

（4）避免久坐久躺。上班时，办公室坐一天；放假了，房间躺一天。这些都是不可取的。要进行适当体育锻炼，这样可以促进尿酸排泄，起到预防痛风的目的。

4. 中老年人如何预防痛风？

（1）适度运动，避免过量。现在中老年人都知道运动有益于健康，要运动，但要注意控制运动量和强度。适度运动有助于预防痛风，但过量的剧烈运动，反而会诱发痛风。

（2）避免浓茶，多饮水。老年人常喜欢喝浓茶，这可能导致尿酸水平升高，可以喝清淡的茶水；注意多饮水，建议每日饮水2000～3000 mL，这样可以增加排尿，促使多余的尿酸排出体外。

（3）注意饮食清淡，戒烟限酒，限制高嘌呤食物的摄入。

（4）定期查体。中老年人应定期做相关身体检查，如检查肾功能，测血糖、血压、血脂等，有问题早干预，这些都能够很好地防止痛风。

痛风的治疗目的

1. 痛风的治疗目的是什么？

痛风不仅会引起身体的疼痛和损害，还会影响我们的生活。大家都知道痛风是由尿酸升高引起的，当尿酸高时就需要治疗，那么治疗痛风的具体目的包括哪些呢？

①预防急性关节炎复发，使尿酸的生成减少，排泄增加，维持血尿酸水平在正常范围内，从而防止复发；②迅速中止痛风性关节炎的急性发作，减少发作次数，避免发展成慢性痛风性关节炎；③纠正高尿酸血症，预防尿酸盐沉积，避免造成关节破坏和肾脏损害；④控制和纠正其他并存的代谢紊乱因素和相关疾病，如高血压、高血脂、高血糖、脂肪肝、肥胖等，防止发生威胁生命的严重心脑血管疾病；⑤通过手术剔除痛风石，矫正毁损关节，从而提高生活质量。

2. 痛风患者该如何防止关节畸形？

痛风是否会造成关节畸形，与痛风性关节炎的发作时间、发病次数及每次发病的严重程度密切相关。为防止关节畸形发生应做到以下几点：①积极控制高尿酸血症，服用抑制尿酸生成或者促进尿酸排泄的药物，降低尿酸水平；②发现痛风后，及时到正规医院就诊，减少痛风性关节炎的急性发作或减轻发作症状、减少发作时间，从而减少对关节的损害；③避免剧烈运动和可能引起关节损伤的活动，如跑步、长途步行等，穿鞋要舒适；④饮食清淡，多饮水，尽量少吃或不吃含高嘌呤的食物；⑤积极治疗与痛风并存的其他相关疾病，如高血压、高脂血症、糖尿病、肥胖等；⑥定期检查血尿酸，维持尿酸水平在正常范围内。

由此可见，防止关节畸形的关键就是控制尿酸水平，防止因尿酸长期过高，对关节造成慢性损害，进而引起关节畸形，患了痛风一定要及时治疗。

痛风的非药物治疗

痛风的非药物治疗主要包括患者教育、调整饮食及生活方式和习惯的管理。

（1）患者教育：患者对痛风相关知识不了解和治疗的低依从性使血尿酸很难达到控制水平。一项研究发现通过对患者进行痛风知识的教育可以提高治疗依从性，使更多的患者得到有效治疗。

（2）调整饮食：①避免食用动物内脏、高果糖饮料、高热卡饮料，避免过量饮酒（尤其啤酒），痛风急性发作期或控制不佳的患者禁止饮酒；②限制食用牛肉、羊肉、猪肉、嘌呤含量高的海鲜（沙丁鱼、贝壳类动物）、甜点；③鼓励食用低脂或无脂乳制品、蔬菜。

（3）生活方式和习惯的管理：《2016中国痛风诊疗指南》建议限酒；禁烟；减少高嘌呤食物的摄入；防止剧烈运动或突然受凉；减少富含果糖饮料的摄入；大量饮水（每日2000 mL以上）；控制体重；增加新鲜蔬菜的摄入；规律饮食和作息；规律运动。

痛风的药物治疗

1. 如何把握痛风患者的起始治疗时机？

（1）《中国高尿酸血症与痛风诊疗指南（2019）》

降尿酸药物治疗指征如下。痛风患者血尿酸≥480 μmol/L；血尿酸≥420 μmol/L合并以下任一情况：痛风发作次数≥2次/年、痛风石、慢性痛风性关节炎、肾结石、慢性肾脏病、高血压、糖尿病、血脂异常、脑卒中、缺血性心脏病、心力衰竭和发病年龄＜40岁。

降尿酸药物治疗的时机：痛风急性发作缓解2～4周后用药。

（2）《痛风及高尿酸血症基层诊疗指南（2019年）》

降尿酸药物治疗指征如下。痛风性关节炎发作≥2次；或痛风性关节炎发作1次且同时合并以下任何一项：年龄＜40岁、血尿酸≥480 µmol/L、有痛风石或关节腔尿酸盐沉积证据、尿酸性肾石症或肾功能损害、高血压、糖耐量异常或糖尿病、血脂紊乱、肥胖、冠心病、脑卒中、心功能不全。立即开始药物降尿酸治疗。

降尿酸药物治疗的时机：未给出推荐。

2. 痛风患者的血尿酸应该控制在什么水平？

一般痛风患者的降尿酸治疗目标为血尿酸＜360 µmol/L，并长期维持；若患者已出现痛风石、慢性痛风性关节炎或痛风性关节炎频繁发作，降尿酸治疗目标为血尿酸＜300 µmol/L，直至痛风石完全溶解且关节炎频繁发作症状改善，再将治疗目标改为血尿酸＜360 µmol/L，并长期维持。然而，血尿酸并非越低越好，建议降尿酸治疗时血尿酸不低于180 µmol/L。

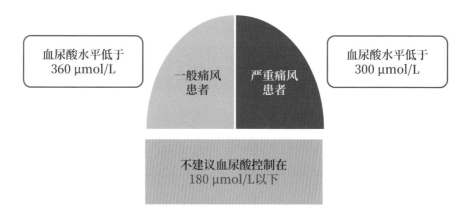

3. 痛风急性期如何治疗？

痛风急性期治疗的目的只有一个，那就是要迅速缓解疼痛。

（1）非药物疗法

急性期要绝对卧床休息，注意抬高患肢，避免关节负重，要注意患肢保暖，避免寒冷刺激；严格禁止饮酒和含糖饮料及进食海鲜、动物内脏等高嘌呤食物，注意多饮水，每日饮水量2000 mL以上；不要热敷，可以局部用冰块冷敷。

（2）药物疗法

应用抗炎药物一定要早，越早用药疗效越好，一般推荐在24小时以内应用。常用药物有3种：非甾体抗炎药、秋水仙碱和糖皮质激素。

非甾体抗炎药：一线用药，主张早期和足量使用。常用药物有双氯芬酸、布洛芬、依托考昔、艾瑞昔布、塞来昔布等，首选起效快、副作用小的选择性COX-2抑制剂类。

秋水仙碱：作用迅速，传统的治疗剂量副作用较大，目前推荐小剂量疗法，首剂1 mg，此后0.5 mg，2次/日，最宜在痛风急性发作12小时内开始用药，超过36小时疗效明显下降。

糖皮质激素：如泼尼松或者甲泼尼龙等能迅速消肿、镇痛，但停用后症状容易复发，仅适用于症状非常严重和上述两种药物无效或者使用受限的情况。可口服，不宜口服时可以静脉使用，也可选择关节腔内注射。

4. 痛风患者在间歇期与慢性期如何用药？

痛风在发作间歇期与慢性期的治疗主要包括降尿酸治疗和碱化尿液。降尿酸药物包括抑制尿酸合成药物（别嘌醇、非布司他、托匹司他）、促进尿酸排泄药物（丙磺舒、苯溴马隆）和促尿酸分解药物（尿酸酶类）。其中，别嘌醇、非布司他和苯溴马隆为痛风患者降尿酸的一线用药。临床上常用于碱化尿液的药物为碳酸氢钠、枸橼酸制剂。

别嘌醇：小剂量起始，逐渐加量。起始剂量每次50 mg，每日2～3次，维持量成人每次100～200 mg，每日2～3次。使用期间注意密切监测别嘌醇可能引起的超敏反应。

非布司他：推荐起始剂量为40 mg，每日1次，若2周后血尿酸水平仍不低于360 μmol/L，建议剂量增至80 mg，每日1次。

苯溴马隆：开始剂量为50 mg，每日1次，逐渐增至每日50～100 mg。使用时注意多饮水和使用碱化尿液的药物。

碳酸氢钠、枸橼酸制剂：常用使用方式为口服，剂量为0.5～1.0 g，每日3次。

所有降尿酸药物均需从低剂量开始，再逐渐加量。当抑制尿酸合成药和促进尿酸排泄药单药治疗不能使血尿酸控制达标时，可联合治疗；若两类药联合治疗，血尿酸水平仍不达标，可加用促进尿酸分解药，同时其他降尿酸药物（如氯沙坦）也可作为补充。联合用药时，药物的具体用量需根据患者具体情况来考虑。

5. 降尿酸药物有哪些副作用，如何防治？

任何一种降尿酸药物都存在一些副作用，规范使用，加强监测，都是可防可控的。一定要掌握这些药物的副作用，才能更好地防治。

（1）抑制尿酸生成药

1）别嘌醇：副作用为胃肠道反应、肝肾功能损害、过敏反应、双硫仑样反应。防治措施：小剂量起始，并定期监测血常规及肝肾功能；在服用别嘌醇之前先做HLA-B5801基因检测，若为阳性则换其他药物；在服用该药后若出现皮疹、瘙痒、发热等不适，应立即停药；服药期间多饮水，避免饮酒。

2）非布司他：副作用为肝功能损害、痛风急性发作、皮肤过敏反应、心血管不良反应等。防治措施：服药前后密切监测肝功能，特别是转氨酶水平；小剂量给药，剂量不要过大，同时定期检测尿酸水平，若服药一段时间后尿酸仍未达标再加量；如发生过敏反应，可给予抗组胺药、糖皮质激素治疗；密切监测心血管不良反应。

（2）促进尿酸排泄药

1）苯溴马隆：副作用为胃肠道反应、细胞溶解性肝炎、尿酸盐结晶、尿路结石及肾损害。防治措施：餐后服用，小剂量起始，多饮水，注意检测尿pH值，必要时加用碳酸氢钠。定期检查肝肾功能。

2）丙磺舒：副作用为胃肠道反应、尿酸盐结晶、尿路结石及肾损害。防治措施：餐后服用，多饮水，定期检查血尿pH值、肾功能及尿酸水平。

（3）促进尿酸分解药

尿酸酶类：副作用为超敏反应。防治措施：有变态反应史者应谨慎使用。

（4）碱化尿液药

碳酸氢钠：副作用为腹胀、嗳气、心力衰竭、碱中毒、血压升高等。防治措施：注意观察患者有无心衰征象，密切监测尿pH值，使晨尿pH维持在6.2 ~ 6.9。

6. 在使用促尿酸排泄药物时，是否需要碱化尿液？

在使用促尿酸排泄药物时，是否需要碱化尿液目前存在争议。2020年ACR指南指出目前尚无充分证据支持在使用促尿酸排泄药物时需常规检测尿液尿酸水平及碱化尿液。《中国高尿酸血症与痛风诊疗指南（2019）》则指出碱化尿液的必要性。在尿低pH值时，肾结石发生率非常高，而尿pH值过高时虽可增加尿液尿酸溶解度，但也会增加钙盐结石发生率。推荐高尿酸血症和痛风患者的最佳晨尿pH范围为6.2 ~ 6.9，当尿pH<6.0时，建议服用枸橼酸制剂、碳酸氢钠碱化尿液。常用使用方式为口服，剂量为0.5 ~ 1.0 g，频率为每日3次。

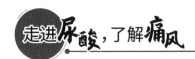

7.糖皮质激素治疗痛风何时用？如何用？有哪些不良反应？

应用指征：①急性痛风发作伴有全身症状；②秋水仙碱和非甾体抗炎药无效或存在使用禁忌，或肾功能不全者。

推荐药物及方法：一般推荐泼尼松0.5 mg/kg，连续用药5～10天停药，或用药2～5天后逐渐减量，总疗程7～10天，不宜长期使用。若痛风急性发作累及大关节，或口服治疗效果差，可给予关节腔内或肌肉注射糖皮质激素，如复方倍他米松和曲安奈德，但需排除关节感染，并避免短期内反复注射。

不良反应：应用糖皮质激素要注意高血压、高血糖、高血脂、水钠潴留、感染、胃肠道风险、骨质疏松等不良反应。

8.秋水仙碱治疗痛风何时用？如何用？有哪些不良反应？

在痛风急性发作期，我们常会用到一种药物——秋水仙碱。以往传统用法都是高剂量（每日4.8～6.0 mg）使用，而现在我们主张低剂量（每日1.5～1.8 mg）使用。在有效性方面，低剂量秋水仙碱与高剂量相比，疗效无明显差别，都能明显减轻痛风急性期患者的临床症状；但在安全性方面，低剂量秋水仙碱相对更好，不良反应发生率更低。最宜在痛风急性发作12小时内应用，超过36小时疗效明显下降。

在痛风降尿酸治疗初期，我们也可以预防性使用秋水仙碱，这主要是为了预防急性痛风关节炎的复发。至少应用3～6个月，同样主张小剂量应用，安全性高，耐受性好。

用药期间可能造成胃肠道不良反应，如腹泻、腹痛、恶心、呕吐，同时可能出现肝肾损害及骨髓抑制，应定期监测肝肾功能及血常规。

痛风的手术治疗

严重的痛风常伴有骨、软骨和软组织的广泛破坏甚至破溃，痛风患者在严格接受系统的药物治疗及生活管理后出现以下情况就需要考虑介入外科治疗：①经过系统治疗后，病情仍未得到有效的控制，影像学证实有组织破坏并逐渐加重；②痛风引起的皮肤破溃或即将破溃；③骨、软骨组织破坏严重程度逐渐增加、范围逐渐扩大者；④神经、血管、肌腱受压；⑤痛风石逐渐增大，影响患肢功能及患者生活质量；⑥严重的全身痛风患者的减负治疗；⑦过大痛风石影响外观，患者积极要求手术。

原发性痛风与继发性痛风的治疗区别

原发性痛风除少数由于遗传原因导致体内某些酶的缺陷外，大多数病因未明，而继发性痛风则有明确的病因。两者治疗的最大不同便在于继发性痛风需解除引起高尿酸血症的病因，如果由利尿剂、肿瘤化疗药物或降压药等引起，需停用并改用其他药物或更换剂型；如果由肾病或心脑血管疾病等引起，则需加强相关疾病的治疗。两者治疗的关键均是降尿酸治疗，继发性痛风患者在严格饮食控制和生活方式管理的基础上，有很大一部分可以做到完全停药，而原发性痛风患者很难完全停药，需长期维持治疗。

痛风合并其他疾病的治疗

1. 痛风合并高血压如何治疗？

高血压和痛风均是确切病因不明的两种疾病，治疗上仍停留在对症处理的阶段。高血压合并高尿酸血症的患者发生冠心病或脑血管疾病的危险性极高。其治疗不应只局限于降低血压、降尿酸本身，更应注重对危险因素的综合控制。

《中国高血压防治指南（2010年修订版）》建议高血压合并痛风的患者应尽量避免使用利尿剂，注意监测患者的电解质、血糖、血脂和血尿酸水平。首选药物为血管紧张素转化酶抑制剂或血管紧张素Ⅱ受体阻滞剂，其降压的同时有保护肾功能的作用。

《中国高尿酸血症与痛风诊疗指南（2019）》建议痛风合并高血压时，降压药物首选氯沙坦钾和（或）钙通道阻滞剂，不推荐噻嗪类和袢利尿剂等单独用于降压治疗。

高血压可诱发痛风并加重病情，高尿酸血症又可通过炎性反应加重高血压，二者互为因果。因此，高血压合并痛风患者的规范治疗极为重要。

2. 痛风合并慢性肾脏病时，降尿酸药物如何选择？

慢性肾脏病（chronic kidney disease，CKD）是痛风患者常见的合并症，为避免肾功能受损，影响药物代谢和排泄，导致药物蓄积中毒，推荐根据慢性肾脏病分期，个体化选择降尿酸药物及剂量。

（1）别嘌醇：别嘌醇进入体内经肝脏代谢后全部经肾脏排出体外，肾功能不全时易在体内蓄积，增加药物中毒风险。建议CKD 1～2期［eGFR≥60 mL/（min·1.73 m²）］时，别嘌醇起始剂量为100 mg/d，每2~4周增加100 mg/d，最大剂量为800 mg/d。CKD 3~4期［eGFR在（15~59）mL/（min·1.73 m²）］时，别嘌醇起始剂量为50 mg/d，每4周增加50 mg/d，最大剂量为200 mg/d。CKD 5期［eGFR<15 mL/（min·1.73 m²）］时禁用。

（2）苯溴马隆：苯溴马隆口服后50%被吸收，其代谢产物主要通过胆道排泄，在轻中度肾功能不全患者中，具有良好的降尿酸作用且不导致药物蓄积和肾脏进一步损害。CKD 4~5期［eGFR<30 mL/（min·1.73 m²）］时不推荐使用。

（3）非布司他：非布司他口服后主要在肝脏代谢，经肾脏和肠道双通道排泄，与其他降尿酸药物相比，其降尿酸效果及肾脏的保护作用更佳，对于合并CKD 4~5期的患者仍有一定疗效。CKD 4~5期时，推荐起始剂量为20 mg/d，最大剂量为40 mg/d。

 老年难治性痛风的治疗

1. 什么是老年难治性痛风？

《中国高尿酸血症与痛风诊疗指南（2019）》指出满足以下3条中的1条即可诊断为难治性痛风：①单用或联用常规降尿酸药物足量、足疗程，但血尿酸仍≥360 μmol/L；②接受规范化治疗，痛风仍发作≥2次/年；③存在多发性和（或）进展性痛风石。

我们把年龄在65岁以上的老人发作痛风定义为老年痛风，当老年痛风患者符合以上难治性痛风表现即为老年难治性痛风。

2. 老年难治性痛风有什么特点？

①引发痛风的原因多：如体力活动减少、代谢减慢、烟酒嗜好、高嘌呤饮食、肥胖等；②老年人并存疾病多，或存在肝肾功能异常：如并存慢性肾脏病者，肾脏排泄能力下降致使尿酸排泄减少；并存高血压疾病者，机体微血管病变，肾小管代谢尿酸受到抑制；③老年人常多药并用，对降尿酸药物的药代动力学产生影响：如降压药物氢氯噻嗪、氯沙坦、β受体阻滞剂等长期使用会升高尿酸；④老年人痛风的个人管理较差，不太重视长期控制血尿酸水平达标。

3. 老年难治性痛风该如何治疗？

老年痛风患者常多病并存，多药并用，多为难治性痛风。在治疗老年难治性痛风患者时，应考虑其临床特点，同时积极治疗原发病，权衡利弊，合理选择药物。

（1）急性期治疗：宜首选糖皮质激素，慎用或禁用非甾体抗炎药，大剂量糖皮质激素和小剂量秋水仙碱联合使用既可迅速镇痛又可避免停药后反跳。老年难治性痛风患者常并存其他疾病，如高血压、慢性心力衰竭、慢性肾脏病等，且存在同时使用多种药物，使用非甾体抗炎药可能引起体液潴留、水肿、高钾血症及急性肾衰竭，因此需慎用非甾体抗炎药。同时，老年难治性痛风患者应尽量避免联合使用激素与非甾体抗炎药，以免加重对胃黏膜的损伤。糖皮质激素需注意尽可能短期使用，以防止痛风石的发生。

（2）缓解期治疗：宜首选非布司他降尿酸，枸橼酸钾碱化尿液。由于老年难治性痛风患者多伴有肾功能不全，而非布司他可经多种途径排泄，肾脏安全性高，故建议将非布司他作为降尿酸药物首选。但要注意有心血管并发症者谨慎用药。常用的碱化尿液药有碳酸氢钠和枸橼酸钾，但碳酸氢钠含钠高，长期应用易引起水钠潴留、血压升高，因此使用枸橼酸钾碱化尿液安全性更好。另外，若无使用禁忌，宜长期应用碱化尿液药物。

 # 痛风的认知误区

1. 保健品对治疗痛风有效吗？

保健品不是药品，能调理生理功能，具有特定的功效，适用于特定人群，但是对治疗疾病效果不大。所以，当身体严重缺乏营养的时候，保健品适合用来及时补充身体所缺的各种营养元素；但是如果治疗痛风的话，还是从基本的生活饮食习惯做起。痛风患者平常的饮食要注意杜绝食用动物内脏、海鲜类等嘌呤含量过高的食物，可以多食用一些新鲜的蔬菜水果。同时也要根据医师的意见，寻求专业的药物治疗，来达到控制疾病的目的。所以，得了痛风，一定要寻求专业医师的帮助，不要盲目服用保健品，因为痛风患者进食方面需要注意的比较多，保健品成分复杂，极有可能含有引起血嘌呤增高的物质。

2. 痛风可以痊愈吗？

痛风包括原发性痛风和继发性痛风。

（1）原发性痛风是指病因不明的痛风，可能与遗传有关，原发性痛风是慢性病，理论上说它是没有办法完全治愈的，但可以使它不复发或者处于持续缓解状态，这就要求要长期服用降尿酸药物并定期监测血尿酸水平，使尿酸持续达标。

（2）继发性痛风多有明确病因，由多种因素导致的血尿酸水平的增高均可引起痛风发作，但是积极去除致病因素，部分是可以治愈的。

3. 痛风有一劳永逸的治疗方法吗？

如前所述，痛风是慢性病，需要长期服用降尿酸药物并定期监测血尿酸水平，保持尿酸持续达标，进而控制疾病进展。所以，治疗痛风是持久战，没有一劳永逸的办法。

护理篇

痛风为什么会反复发作？

痛风患者常常有这样的困惑："之前我的痛风经过治疗已经好了，为什么最近又出现了？为什么会反复发生？"常见的原因包括：①治疗方法不够科学；②大多数痛风患者忽略了间歇期的治疗；③用药不够科学，症状一旦有所控制就马上停药，从而导致病情反复；④没有纠正不良的生活方式，导致痛风反复发作；⑤过量剧烈运动；⑥身体过度疲劳，精神压力过大。

痛风急性发作时应该注意些什么？

常言道"牙疼不是病，疼起来真要命"，痛风患者的疼痛也是如此，平日里一切正常，但当急性发作时，脚趾关节痛得像刀割一般，无法行走。那么，痛风急性发作时到底该注意些什么呢？

①绝对卧床休息，抬高患肢，避免肢体负重，局部制动，直至关节症状缓解后72小时开始恢复活动；②避免服用别嘌醇或苯溴马隆等药物，以免加重症状；③控制饮食，忌吃高嘌呤的食物，多吃碱性食物；④大量饮水；⑤避免局部贴敷膏药，但可以外抹止痛乳胶剂或霜剂；⑥病情好转后方可逐渐进行体育活动和肢体功能锻炼；⑦在医师指导下加用控制急性症状的药物。

碱化尿液治疗的注意事项有哪些?

碱化尿液常用的药物有碳酸氢钠、枸橼酸盐制剂、口服碳酸氢钠（小苏打）、可碱化尿液的中药。在使用这些药物时需要注意些什么呢?

（1）碳酸氢钠：①碳酸氢钠（小苏打）应在饭前1小时或饭后2小时口服，还应注意和其他药物、食物及酸性物质（如柠檬水、醋等）错时摄入，以免发生交互反应。②长期服用碳酸氢钠或喝苏打水会中和胃酸，改变胃肠道的酸碱环境，容易增加胃内压，引起胃肠胀气、食欲减退等，长期使用需警惕血钠升高及高血压。③长期大量服用可引起碱血症。使用过程中血碳酸氢根浓度应维持在22～26 mmol/L，血碳酸氢根浓度＞26 mmol/L可增加心力衰竭的风险，血碳酸氢根浓度＜22 mmol/L可增加肾脏疾病的风险；尿酸过高会引起尿酸盐结石；但尿液碱性过高，也容易形成含钙的碱性结石。长期饮用苏打水，应定期检测尿液的pH，如果超过7，表示尿液碱性过高，容易形成草酸钙等肾脏结石。

（2）枸橼酸盐制剂：①注意监测血钾水平，避免发生高钾血症；②禁用于急慢性肾衰竭，严重酸碱平衡失调，慢性尿路尿素分解菌感染。与血管紧张素转化酶抑制剂、保钾利尿药、非甾体抗炎药联用时，易引起高钾血症。

（3）可碱化尿液的中药：中医痛风处方中，青皮、陈皮、金钱草还有柠檬也有碱化尿液的功效。在痛风的缓解期且未服用降酸药时，可使用上述药物或食物泡水代饮，也能起到碱化尿液、促酸排泄、预防结石的作用。

痛风患者出现肾脏病变时饮食应注意什么？

痛风患者肾脏损伤时，需要在饮食方面给予重视。

（1）多饮水，少饮酒：多饮水是一种干预手段，可以稀释尿酸，加速排泄，使尿酸含量降低。因白开水的渗透压最有利于溶解体内各种有害物质，每天应适当饮用白开水，以利尿酸排泄，预防肾结石发生。痛风患者应少饮酒，最好是禁酒。因酒会使乳酸堆积，而乳酸会抑制尿酸排泄，促使痛风急性发作。就连浓茶、咖啡等刺激性饮品亦不宜多饮，否则会加重神经系统负担，促使痛风发作。

（2）多吃菜，少吃饭：多吃菜，如萝卜、胡萝卜、白菜、土豆、番茄等，有利于减少嘌呤摄入量，增加维生素C和纤维素含量。芽菜含嘌呤高，故要禁吃黄豆芽、绿豆芽与豆苗等。少吃饭有利于控制热量摄入，限制体重，降脂减肥。一般痛风患者多为营养过剩，体重超重，而多菜少饭有助于降低嘌呤含量，这是治疗痛风的中心环节。

（3）多吃碱性食品，少吃酸性食品：多吃碱性食品，能有效补充钙、钾、镁、钠，维持体内酸碱平衡。碱性食品有新鲜蔬菜、水果、红薯、发面制品等。痛风患者本身就是嘌呤代谢紊乱、尿酸异常，若过多吃酸性食品，会加重病情，不利于康复。痛风患者不仅忌酸性食品，亦忌酸味食品，诸如各种肉类、动物内脏、海鲜和食醋等。

（4）粗细粮均匀搭配。

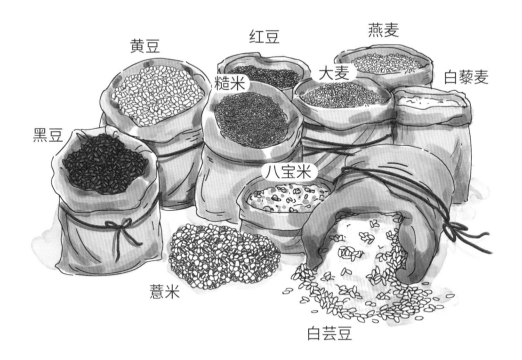

黄豆　红豆　燕麦

糙米　大麦　白藜麦

黑豆

八宝米

薏米

白芸豆

（5）多吃素食，少吃荤食：痛风患者应以素食为主，尽量少吃荤食，如动物脑、内脏、鸡肉、鸭肉、鱼肉、猪肉、牛肉、羊肉、火腿和香肠等，因荤食含嘌呤多，易使尿酸增多，导致痛风发作。牛奶、鸡蛋、鸭蛋含嘌呤较少，可作为获得动物性蛋白的主要来源。素食应多吃米、面、藕粉、豆类、蘑菇、香菇、核桃、花生、栗子、海藻类和花生油、豆油、芝麻油、玉米油等植物油。

（6）不宜饮高糖液体，少喝各种肉汤，控制盐量的摄入。痛风患者禁饮用蜂蜜、果汁、汽水等高糖液体，以减缓脂肪代谢速度，避免急性痛风的发作。应少喝鸡汤、鱼汤、肉汤、火锅汤，因各种肉汤内所含的嘌呤物质要比正常食物高出30倍。痛风患者可以少量吃煮过的肉类而不宜喝汤。每天盐量应限制在3 g以下，避免加重肾脏的负担。

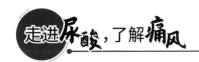

痛风患者在关节肿痛急性发作时应注意什么？

（1）重视患肢护理，减轻关节肿痛。急性痛风关节炎早期多为单关节炎，应嘱患者保持鞋袜的宽松，避免患肢关节受挤压摩擦；需卧床休息，尽量减少患肢的活动，睡觉休息时，应适当垫高患肢，有利于静脉血液回流，减轻关节的肿痛症状。也可以适当使用碎冰冰敷红肿的关节（低温的冰块有助于缓解疼痛）。将冰块放在患处关节上，大概10分钟，最好垫个毛巾或海绵；但不要冰敷太长时间，避免低温对皮肤细胞的伤害。

（2）通过控制尿酸的水平，减轻或者控制痛风继续加重，急性期避免吃中高嘌呤的食物，如动物内脏、虾、蟹、贝壳类等水产。多吃玉米、馒头、面条、胡萝卜、芹菜、西红柿等嘌呤含量少的食物。

（3）避免诱发因素，控制急性发作。痛风患者应避免关节损伤（如穿紧鞋、走路多、饱餐饮酒、过度疲劳、受湿冷、感染等）的诱发因素，针对急性痛风性关节炎的发病规律和临床特点，应督促患者及时服药治疗并定期复查血尿酸。患者出差或外出时，嘱咐随身携带药物（秋水仙碱），有发作先兆时，及早用药可缩短急性发作的病程。平时轻微的疼痛可以用双氯芬酸软膏局部外涂。

（4）要保持乐观的心态，增强战胜疾病的信心。

痛风间歇期和慢性期应注意什么？

痛风患者绝大多数时间处于间歇期和慢性期，避免急性发作，关节的康复训练是关键。日常生活中的注意事项如下。

（1）保持心情愉快，避免情绪紧张，生活要有规律，肥胖者应减轻体重。

（2）应该严格控制饮食，避免进食高嘌呤的食物，勿饮酒，每天多饮水，至少2000 mL。同时要避免暴饮暴食，不要吃油炸及高热量的食物。

（3）应定期且适度地运动，并掌握保护关节的技巧：①运动后疼痛超过1~2小时，应暂时停止此项运动；②使用大块肌肉，如能用肩部负重者不用手提，能用手臂者不要用手指；③交替完成轻重程度不同的工作，不要长时间持续进行重度工作；④经常改变姿势，保持受累关节舒适，若有局部温热和肿胀，尽可能避免其活动。

（4）应注意自我检查，如平时用手触摸耳廓及手足关节处是否有痛风石形成。

（5）注意定期复查血尿酸，门诊随诊。

痛风患者如何改变认知行为？

痛风患者在住院时如何改变其认知行为呢？

（1）入院后护士要全面评估患者对痛风的认知程度、家庭背景及文化水平，根据其真实情况进行一对一的辅导及宣教工作，将相关知识进行耐心详细讲解，包括痛风与各种慢性疾病的关系，以及痛风的治疗、预防、并发症等，指导患者从思想上了解并重视痛风。

（2）采取视频播放、疾病宣教群等辅助手段，加深患者对疾病知识的理解和掌握，护士可对患者进行相应提问及解答，患者有疑虑或不理解的地方，及时进行纠正和补充，直至全部掌握为止。

痛风患者如何做好身心调节？

俗话说："笑一笑十年少，愁一愁白了头"。痛风患者要保持良好的心理状态，良好的心态是战胜病魔的第一步。鼓励痛风患者保持乐观向上的生活态度，相信自己一定能够战胜疾病，这一点非常重要。

（1）音乐放松：根据患者的喜好、文化程度、年龄等可采取音乐放松干预法，可在每日午睡或晚睡前，选择旋律舒缓，柔和及优美的音乐进行播放，缓解患者焦虑、压抑的心情，提高睡眠质量。

（2）意念放松：指导患者取坐位或仰卧位，通过护士语言诱导进行闭目想象，意念放松过程需保持绝对安静，每次意念放松时间为10～30分钟。

（3）肌肉放松：协助患者取平卧位、闭目、双手自然放于身体两侧，指导患者注意力集中在头部，用力眨眼或咬紧牙关，然后缓慢放松肌肉，感受肌肉的紧张和放松的感觉，每次持续3～5秒，依次从上至下进行包括颈部、肩部、胸部、腹部及下肢等全身肌肉，每日3次。

痛风患者如何做好疼痛管理？

（1）患者入院后护士要全面评估痛风患者的疼痛程度，定期对患者疼痛部位、性质及发作时间进行记录和比对，采用麦吉尔评分法、视觉模拟评分法对患者进行疼痛评估，将疼痛等级分为轻度、中度及重度3个标准。

（2）对于轻度疼痛患者可采取放松疗法、穴位按摩及音乐干预等方式，转移患者注意力以达到缓解疼痛的目的，对于中度或重度患者，采取合适药物镇痛以缓解疼痛。

痛风住院患者如何进行功能锻炼？

护士根据患者病情稳定的程度，指导患者进行不同阶段的康复功能锻炼。

（1）指导患者进行握拳运动、悬臂运动、屈髋运动、头部运动、曲膝运动等。

（2）指导患者进行旋肩运动、耸肩运动、外展运动、上举运动及背身运动等。

（3）第三阶段指导患者进行摆臂划船运动、高抬腿运动、俯卧撑运动等力量运动，运动以不产生疲劳感为宜，每次时长维持在30~45分钟。

痛风患者如何进行院外管理？

（1）采用互联网、微信等延伸管理模式，在患者出院后给患者开具出院告知书，内容包含疾病知识、关节保护、饮食注意、用药指导、康复管理、生活行为、复查提醒等内容。

（2）由医务人员采用电话随访形式咨询患者院外症状及运动康复情况，着重讲解坚持用药与生活方式的重要性，同时鼓励患者分享自我管理薄弱环节与疑难问题，医务人员提供专业指导与解答，以促进院外生活质量与治疗效果。

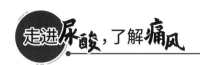

痛风关节炎患者急性期如何进行功能锻炼？

痛风性关节炎患者尽管疼痛和功能限制会让运动很困难，但是规律的锻炼对于患者仍是非常重要的。锻炼可以维持关节周围的肌肉力量和耐力，减轻疼痛和关节的僵硬感，预防关节功能下降，改善患者精神状态和生命质量。

（1）痛风性关节炎急性发作期：给患者进行宣教，指导患者合理休息，以及关节周围肌肉等长收缩锻炼。

（2）发作关节避免负重活动，适当等长肌肉收缩训练，维持肌肉状态。以膝关节为例，急性期宜休息，避免长时间站立、步行等膝关节负重活动。行直腿勾脚训练等，维持膝关节周围肌肉状态。

高尿酸血症患者如何做好心理护理？

随着生活节奏的加快，人们面临着不同程度的心理压力，有研究表明，高尿酸血症与焦虑、工作紧张及过度劳累有关。针对患者的个体差异做有针对性的宣教，进行一对一的沟通交流，使患者尽量减轻生活和工作的压力，放慢生活节奏，避免紧张焦虑的情绪，增加患者的信心。